现代著名老中医名著重刊丛书第十一辑

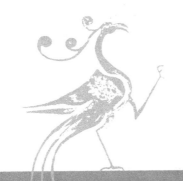

何任

医论选

何若苹　整理

人民卫生出版社

图书在版编目（CIP）数据

何任医论选/何若苹整理. —北京：人民卫生出版社,2015

（现代著名老中医名著重刊丛书. 第 11 辑）

ISBN 978-7-117-20858-1

Ⅰ.①何…　Ⅱ.①何…　Ⅲ.①医论-汇编-中国-现代

Ⅳ.①R249.7

中国版本图书馆 CIP 数据核字（2015）第 125421 号

| 人卫社官网　**www. pmph. com** | 出版物查询，在线购书 |
| 人卫医学网　**www. ipmph. com** | 医学考试辅导，医学数据库服务，医学教育资源，大众健康资讯 |

现代著名老中医名著重刊丛书第十一辑

何任医论选

整　　理：何若苹

出版发行：人民卫生出版社（中继线 010-59780011）

地　　址：北京市朝阳区潘家园南里 19 号

邮　　编：100021

E - mail：pmph @ pmph. com

购书热线：010-59787592　010-59787584　010-65264830

印　　刷：北京虎彩文化传播有限公司

经　　销：新华书店

开　　本：850×1168　1/32　　印张：3

字　　数：75 千字

版　　次：2015 年 10 月第 1 版　2022 年 12 月第 1 版第 4 次印刷

标准书号：ISBN 978-7-117-20858-1/R·20859

定　　价：13.00 元

打击盗版举报电话：010-59787491　　**E - mail**：WQ @ pmph. com

（凡属印装质量问题请与本社市场营销中心联系退换）

出版说明

　　自 20 世纪 60 年代开始,我社先后组织出版了一些著名老中医经验整理著作,包括医案、医论、医话等。半个世纪过去了,这批著作对我国现代中医学术的发展发挥了积极的推动作用,整理出版著名老中医经验的重大意义正在日益彰显。这些著名老中医在我国近现代中医发展史上占有重要地位。他们当中的代表如秦伯未、施今墨、蒲辅周等著名医家,既熟通旧学,又勤修新知;既提倡继承传统中医,又不排斥西医诊疗技术的应用,在中医学发展过程中起到了承前启后的作用。他们的著作多成于他们的垂暮之年,有的甚至撰写于病榻之前。无论是亲自撰述,还是口传身授,或是由其弟子整理,都集中反映了他们毕生所学和临床经验之精华。诸位名老中医不吝秘术,广求传播,所秉承的正是力求为民除瘼的一片赤诚之心。诸位先贤治学严谨,厚积薄发,所述医案,辨证明晰,治必效验,具有很强的临床实用性,其中也不乏具有创造性的建树;医话著作则娓娓道来,深入浅出,是学习中医的难得佳作,为不可多得的传世之作。

　　由于原版书出版的时间已久,今已很难见到,部分著作甚至已成为中医读者的收藏珍品。为促进中医临床和中医学术水平的提高,我社决定将部分具有较大影响力的名医名著编为《现代著名老中医名著重刊丛书》并分辑出版,以飨读者。

第一辑　收录 13 种名著

《中医临证备要》　　　　　　《施今墨临床经验集》

《蒲辅周医案》　　　　　　　《蒲辅周医疗经验》

《岳美中论医集》　　　　　　《岳美中医案集》

《郭士魁临床经验选集——杂病证治》

《钱伯煊妇科医案》　　　　　《朱小南妇科经验选》

《赵心波儿科临床经验选编》　《赵锡武医疗经验》

《朱仁康临床经验集——皮肤外科》

《张赞臣临床经验选编》

第二辑　收录 14 种名著

《中医入门》　　　　　　　　《章太炎医论》

《冉雪峰医案》　　　　　　　《菊人医话》

《赵炳南临床经验集》　　　　《刘奉五妇科经验》

《关幼波临床经验选》　　　　《女科证治》

《从病例谈辨证论治》　　　　《读古医书随笔》

《金寿山医论选集》　　　　　《刘寿山正骨经验》

《韦文贵眼科临床经验选》　　《陆瘦燕针灸论著医案选》

第三辑　收录 20 种名著

《内经类证》　　　　　　　　《金子久专辑》

《清代名医医案精华》　　　　《陈良夫专辑》

《清代名医医话精华》　　　　《杨志一医论医案集》

《中医对几种急性传染病的辨证论治》

《赵绍琴临证 400 法》　　　　《潘澄濂医论集》

《叶熙春专辑》　　　　　　　《范文甫专辑》

《临诊一得录》　　　　　　　《妇科知要》

《中医儿科临床浅解》　　　　《伤寒挈要》

《金匮要略简释》 《金匮要略浅述》

《温病纵横》 《临证会要》

《针灸临床经验辑要》

第四辑 收录6种名著

《辨证论治研究七讲》 《中医学基本理论通俗讲话》

《黄帝内经素问运气七篇讲解》 《温病条辨讲解》

《医学三字经浅说》 《医学承启集》

第五辑 收录19种名著

《现代医案选》 《泊庐医案》

《上海名医医案选粹》 《治验回忆录》

《内科纲要》 《六因条辨》

《马培之外科医案》 《中医外科证治经验》

《金厚如儿科临床经验集》 《小儿诊法要义》

《妇科心得》 《妇科经验良方》

《沈绍九医话》 《著园医话》

《医学特见记》 《验方类编》

《应用验方》 《中国针灸学》

《金针秘传》

第六辑 收录11种名著

《温病浅谈》 《杂病原旨》

《孟河马培之医案论精要》 《东垣学说论文集》

《中医临床常用对药配伍》 《潜厂医话》

《中医膏方经验选》 《医中百误歌浅说》

《中药炮制品古今演变评述》 《赵文魁医案选》

《诸病源候论养生方导引法研究》

第七辑　收录 15 种名著

《伤寒论今释》　　　　　　　《伤寒论类方汇参》

《金匮要略今释》　　　　　　《杂病论方证捷咏》

《金匮篇解》　　　　　　　　《中医实践经验录》

《罗元恺论医集》　　　　　　《中药的配伍运用》

《中药临床生用与制用》　　　《针灸歌赋选解》

《清代宫廷医话》　　　　　　《清宫代茶饮精华》

《常见病验方选编》　　　　　《中医验方汇编第一辑》

《新编经验方》

第八辑　收录 11 种名著

《龚志贤临床经验集》　　　　《读书教学与临症》

《陆银华治伤经验》　　　　　《常见眼病针刺疗法》

《经外奇穴纂要》　　　　　　《风火痰瘀论》

《现代针灸医案选》　　　　　《小儿推拿学概要》

《正骨经验汇萃》　　　　　　《儿科针灸疗法》

《伤寒论针灸配穴选注》

第九辑　收录 11 种名著

《书种室歌诀二种》　　　　　《女科方萃》

《干祖望医话》　　　　　　　《名老中医带教录》

《班秀文妇科医论医案选》　　《疑难病证治》

《清宫外治医方精华》　　　　《清宫药引精华》

《祝谌予经验集》　　　　　　《疑难病证思辨录》

《细辛与临床》(附　疑难重奇案七十三例)

第十辑　收录 7 种名著(刘渡舟医书七种)

《伤寒论十四讲》　　　　　　《伤寒论通俗讲话》

《伤寒论诠解》　　　　　　　　《新编伤寒论类方》
《经方临证指南》　　　　　　　《金匮要略诠解》
《肝病证治概要》

第十一辑　收录 8 种名著

《董德懋内科经验集》　　　　　《金针王乐亭经验集》
《何任医论选》　　　　　　　　《月经病中医诊治》
《黎炳南儿科经验集》　　　　　《黄绳武妇科经验集》
《干祖望耳鼻喉科医案选粹》　　《中医美容笺谱精选》

　　这些名著大多于 20 世纪 60 年代前后至 90 年代在我社出版，自发行以来一直受到广大读者的欢迎，其中多数品种的发行量达到数十万册，在中医界产生了很大的影响，对提高中医临床诊疗水平和促进中医事业发展起到了极大的推动作用。

　　为使读者能够原汁原味地阅读名老中医原著，我们在重刊时尽可能保持原书原貌，只对原著中有欠允当之处及疏漏等进行必要的修改。为不影响原书内容的准确性，避免因换算等造成的人为错误，对部分以往的药名、病名、医学术语、计量单位、现已淘汰的临床检测项目与方法等，均未改动，保留了原貌。对于原著中犀角、虎骨等现已禁止使用的药品，本次重刊也未予改动，希冀读者在临证时使用相应的代用品。

人民卫生出版社
2015 年 9 月

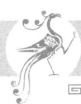

整理者的话

我院何任教授，从事中医临床、教学、科研工作已有数十年。先生幼承庭训，并卒业于上海新中国医学院，家传师授，学有渊源。对中医经典著作，特别是对《金匮要略》有较精深的研究，且精于内、妇科，经验丰富，著有《金匮要略通俗讲话》、《金匮要略新解》、《实用中医学》、《医宗金鉴四诊心法要诀白话解》等书。先生致力于中医教学，忙于诊疗及行政事务，"夜卧人静后，晨起鸟啼先"，日无暇给。历任杭州市中医学会会长、浙江省中医进修学校校长、浙江中医学院院长、浙江省人大常委、中华全国中医学会理事、浙江中医学会会长等职，桃李遍布浙江，海内享有盛名。

先生博览群书，识见广邃，精于医理，勤于积累。本书收集了先生历年在全国医药卫生刊物上发表的一部分论文和未曾发表的文稿共 14 篇，分门别类，编集而成。全书据其内容，分四个部分。"治学经验篇"共四篇文章，介绍了先生经过四十余年艰难曲折的医学实践所积累的治学经验。其中"谈治学"最初发表于 1962 年 1 月 20 日浙江医科大学校刊上，《浙江中医学院学报》1979 年第六期作过转载。读者反映这篇文章"言辞恳切，出自心腑，发人求知，激励上进，是理论与实践相结合的好文章。""教学体会篇"共两篇文章，介绍了先生根据中医的特点进行教学的体会。"学术探讨篇"共三篇文章，有研讨中医经典著作的心得体会，如"抚古瞻今话

《金匮》",另有"《伤寒论》的'博涉知病、多诊识脉、屡用达药'",此文曾在 1981 年中日伤寒论学术交流会上做过发言。"临床心得篇"共五篇文章,虽一鳞半爪,但亦可看出:先生治急症有胆有识,治杂病析理清楚、方药灵活。有些文稿系先生口授,由助手或学生整理。

目前,中医事业正处在承前启后、继往开来的重要时刻。本着介绍名老中医的治学途径和学术经验、启迪年轻一代、为中医师临床提供参考、促进中医教学事业更快更好地发展的愿望,编集了这本《何任医论选》。不妥之处,祈读者指正。

浙江中医学院　何若苹
1982 年 3 月 17 日

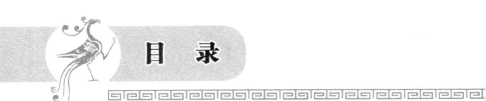

目 录

治学经验篇

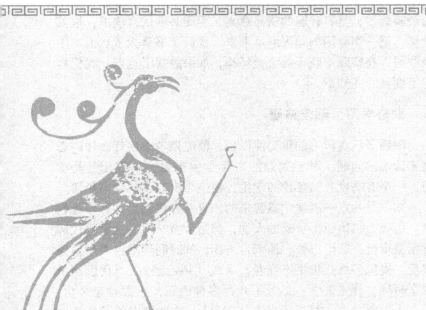

谈 治 学

认真读书的重要性

学习一门科学，使其达到精深的地步，并用它来为人民服务、为建设社会主义服务，这对我们医学科学岗位的师生来说，是一个重要任务。

为此目的，我觉得，首先要明确认真读书的重要性。为了使知识丰富渊博，第一步就应该把书读好。书是人类伟大智慧的结晶，书本知识是前人在生产斗争、科学实验和阶级斗争中的经验总结，具有普遍的指导意义。因而必须认真读书，取其精华，把一切有用的知识继承下来。我们读书是为了从书本中吸取前人在实践中获得的宝贵经验，如果忽视了这点，我们将得不到系统的知识。

勤奋学习　刻苦钻研

明确了认真读书的重要性以后，就应该考虑用什么样的态度来读书的问题。对于我们的青年学生来说，基本任务是学习，一个有高度政治热情的学生，也应当有高度的读书热情。

知识是一点一滴地积累起来的，有一分耕耘，才有一分收获。历代为祖国做出贡献的人物，都是勤奋学习的。象晋代医学家皇甫谧，家里很穷，他亲自耕作，抽时间读书，因而精通典籍，得风痹病后仍手不释卷，著成《甲乙经》。明代医药学家李时珍，博览苦学，参考了八百多种医籍，东西奔走采访，以二十七年功夫，写成了《本草纲目》。这些都说明发奋读书是做学问的基础。青年人想入科学之门，就必须认真读书。我们教师，即使是已经升堂入室的也同样要勤奋读书，刻苦学习，这样才能更上一层楼。

打好基础　练好基本功

读书的方法是多种多样的。青年学生首要的是打好基础，即使刚担任教学工作的同志，也不例外。一切科学知识，都是相互联系，一环扣一环的。基本理论或基本操作未学好，就象整个链条断了一个环一样。做学问好象建筑宝塔一样，塔基越牢固、越宽大，塔身才越稳固，塔尖才能高耸入云。学习医学，特别是学中医，基础打得好坏，将直接影响今后学术造诣的深浅。学中医，要打好古文、医经典籍等基础。初看起来，打基础要花很多的时间、精力，似乎会影响学习进程，其实不然，这是事半功倍的聪明做法。如果只是将基础知识不求甚解地涉猎一番，便立即想往前赶学新东西，这样，日后势必重新学习已经学过了的知识，实际上不是更快而是更慢了。

基础理论知识是认识客观世界的基本观点和方法。对中医来说，象"阴阳五行"、"四诊"、"八纲"及方药的临床应用等都应该很好地掌握。

熟读才能精思

"谁怕用功夫，谁就无法找到真理"。这就是说读书要勤奋，要有毅力，要刻苦。拿中医来说，很多基本的东西，如药物的性能功用、方剂的组成效用、诊断的各种规律方法，都必须熟读背诵。熟读背诵不等于死读书，熟读是为了便于领悟，便于牢固记忆，便于在实践中加深理解。熟读了的东西可以长久不会遗忘，细心熟读，运用才会自如。宋朝有个朱熹，他的读书法中有一条是熟读精思，要求诵读先定下遍数，他说："遍数已足，而未成诵，必欲成诵；遍数未足，虽已成诵，必满遍数。但百遍时，自是强五十遍；二百遍时，自是强一百遍。今人所以记不得，说不出，心下若存若亡，皆是不精不熟。"他说得很透彻。学习中医，需要背诵熟习的东西一定要背诵。这是帮助联系内容，帮助理解，帮助系统记忆的较好的方法，也是学习中医的传统方法之一，到今天仍然是一种可取的学习方法。

日积月累　精深广博

要使我们知识丰富，今后能在实际工作中运用自如，还必须注意学习得深和广，要将有关这门科学的资料，尽可能多看。当然这是一个长期积累的过程。有句古话："泰山不辞杯土，所以成其高；大海不捐细流，所以成其大。"我国古代思想家荀子说："不积跬步，无以至千里；不积小流，无以成江海……"这正是说明不断积累知识使其达到一定深度、广度的道理。学习中医，同样是要多看、多谈、多临床，才能积累较广博的知识。从古代医学典籍、专论名著，直到现代的新知，都得浏览学习，即使是中医以外的古今有益资料也要随时留心。这对我们做教学工作的人来说，将是格外重要的。做一个好的教师，决不能仅仅依靠几本教科书。在课堂上讲一堂课，往往要在课下准备大量的资料，要掌握较为广博的知识。这样，教师本身逐渐充实了，融会贯通了，在教学中也就可以深入浅出了，对教学内容也能分析研究，去粗取精，去伪存真，使之条理化、系统化，教给学生的也不再是生吞活剥的东西。只有这样，教学工作才能得心应手，保证质量。据个人的切身体会，对一个中医学术问题，往往要从中医理论、临床实践，甚至从古代的文、集、经、史，或其他自然科学、哲学等方面去搜集资料，加以深透研讨，才能说明问题。学习、读书、教学、科研，是为了继承、整理、研究、发扬，要做到虚心勤奋，要防止"浅尝辄止"。

踏踏实实　坚韧不拔

我们在钻研、探讨一个问题时，必须掌握大量资料，要刻苦钻研，力求深入，不要怕难。王国维在《人间词话》里曾经说过，成大事业大学问者，要经过三个境界：第一境界是"昨夜西风凋碧树，独上高楼，望尽天涯路。"这是说在研究之初必须要掌握大量的资料。第二个境界是"衣带渐宽终不悔，为伊消得人憔悴。"是说为了探索真理，已经忘我，虽然人瘦了，憔悴了，还得深入钻进去。第三个境界是"众里寻他千百度，蓦然回首，那人正在灯火阑珊处。"这是说历尽艰辛，一旦开朗，终于抓住了事物的本质。我们读书，研究学问，正是要采取这种坚韧不拔、刻苦钻研、踏踏实实、勤勤恳恳的科学态度。任何怕苦、畏难、退缩、急躁、简单或者不切实际的好高骛远的做法，都是不能解决问题的。

理论联系实际　边学边做

我们学习中医，最根本的原则是理论与实际相结合。只有理论联系实际，这个理论才有用，理论本身才能得到发展。仅有理论没有实践是不行的。中医传统的师带徒的方式，以及现在课堂教学以外的临床实习的安排，都是理论结合实际的方法。做老师的也同样要学中做，做中学，学做统一。

有些人在学习的崎岖道路上，不是靠自己努力向上攀登，而是想让别人抬着走；遇到稍微难懂一点的问题，自己不肯动脑筋思索，而光靠别人给予现成答案，这样是很难得到知识财富的。须知知识财富这东西，不经过自己的辛勤劳动，就不能成为自己的东西。

学问是世界上最老老实实、最实实在在的东西，来不得半点虚假。不仅青年一代要努力学习刻苦读书，即使象我们这些多长几岁的教别人的人同样不能例外。"做到老，学到老，学

到老，学不了。"可见任何人都不能稍有自满。"虚心使人进步"，谁又能否定这一真理呢？

　　学习不是个人的事；努力学习，刻苦钻研，更不是个人主义。我们要为人民服务，要做一名革命的医务工作者，不仅要努力工作，不断学习马列主义、毛泽东思想，提高自己的思想政治水平，同时，要努力学习，刻苦钻研。只有这样，才能为人民做出更大的贡献。

和青年中医谈治学

近来接到较多青年中医同志函询学中医、钻研文献的经验，未能及时复信为歉。二十年前，我写过一篇《谈治学》的短文，其中谈到了认真读书的重要性、勤奋学习刻苦钻研、打好基础练好基本功、熟读才能精思、日积月累精深广博、踏踏实实坚韧不拔、理论联系实际边学边做等方面的内容。现在重看了这篇短文，所说的几点仍可参考，但觉得还可补充一些内容，乃不揣谫陋。故尔再谈几点个人看法，供青年中医参考，并作为来信的复函。

治学的目的

谈论学习目的，似乎是老生常谈，其实，这是一个十分重要的根本问题。封建时代有所谓"十年窗下无人问，一举成名天下闻"的儒生哲学。那时的认真读书显然是为了荣宗耀祖。而我们现在学习中医，是为了继承发展中医这门科学，为了更好地为广大人民防病治病，为了祖国社会主义现代化的建设。除此而外，岂有它哉！

治学，不仅要学习前人的学术成就、经验，而且要学习古今学者的高贵品质。比如我们既研究华佗的学术思想，也要学习他高尚的品质。据说沛县有一座华祖庙，庙里有一副对联，上联第一句是"医能剖腹"，下联第一句是"士贵洁身"。概括地反映了人民永远怀念这一位既有杰出的医疗技能，又有高尚的道德品质的伟大医生的心情。

我们中医工作者，除要树立明确的学习目的、培养高尚的道德情操外，还须有学习的决心与恒心。清代名医陈修园，以医术高、著述多闻名于世。他年轻时家徒四壁，穷困不堪，但嗜学不倦。他找了一个僻静的房间，不出庭户，数十年如一日地专攻《伤寒论》等名著，终于探明奥旨。其著作《伤寒论浅注》、《长沙方歌括》等之能深入浅出，实得力于专攻之恒心。我们比古人学习条件优越千万倍。古人读书，常有书籍求得不易、文具纸张缺少和寻师困难等阻碍。而现在，各种书籍浩如烟海，文具简便易得，名师学校随处可觅。抚古瞻今，使我们感到确是身在幸福之中。但是要做学问，先要对读书、钻研学问发生兴趣，养成读书的习惯，久而久之乐趣就产生了。学习得越深越久，兴趣亦越来越高。古人在描写读书做学问到了"入迷"而乐不可言的地步时，有所谓"信手拈来"、"如探囊取物"、"落花水面皆文章"等，这些正是古人对读书做学问真正产生兴趣的自白。读书多了，久了，理解能力也由于熟能生巧而提高，对各方面所得的知识自能融会贯通，左右逢源，还能反过来提高研究、思考和认识能力。

治学的方法

治学方法，实际上与治学目的、治学态度密切相联，彼此不可分割。从古到今，治学方法众多，有宜有忌。以我所见，约为五宜三忌。

一宜坚实基础。就是要对中医重要的文献著作（当然先是《灵枢》、《素问》、《难经》、《伤寒论》、《金匮要略》再及各家）有较深刻的理解，做到清人程国彭所主张的："凡书理有未贯彻者，则昼夜追思，恍然有悟则援笔而识之……此道精微，思贵专一，不容浅尝者问津。学贵沉潜，不容浮躁者涉猎。"钻研一个问题，要融会贯通，要专心致志地深入探讨，如若浅薄浮躁地"一目十行"，不求甚解，则华而不实，并无益处。

二宜博采精思。这既是治学方法，又是治学态度。张仲景的治学方法是"勤求古训，博采众方"。他除了勤求《素问》、《九卷》（《灵枢》）、《八十一难》、《阴阳大论》、《胎胪药录》等"古训"外，还"博采众方"。他广泛搜集古今治病效方、民间验方和针刺、灸烙、温熨、膏摩等多种治法。不仅如此，他还对以往和当时的各种资料，加以精密的思考。与他同时代的何颙赏识他的才智和特长，说："君用思精而韵不高，后将为良医。"张仲景既博采，又精思，所以有所创造。他的《伤寒杂病论》成为中医最早的理论联系实际的临床诊疗专书。它系统地分析了疾病的原因、症状、进程、归转和处理方法。确立了伤寒六经分类的辨证施治原则。它的治法方剂，至今还为人们所采用。可见广博地采集资料，精细地分析思考而取得的学术成果是何等的巨大。

清代的大考据家戴东原也是以精思善问的治学态度闻名于世的。研究中医，同样要深入探索，穷本溯源，互相参证，研究中医古籍更应如此。

三宜熟读背诵。我国传统的学习方法，叫做"三到"。是根据朱熹的话："读书有三到，心到、眼到、口到……"而来的。学文、学医，无不以此为收效速、易记忆的好方法。"心到"当然第一重要，"眼到"是直接观察，而"口到"即达到熟读背诵的程度，十分有益于领会。元遗山《论文诗》说："文须字字作，亦要字字读。咀嚼有余味，百过良未足。"这是从实践中得来的治学经验。"百过"是一百遍，当然是指读得纯熟才有效益的意思。要读得熟，即大体能成诵，才能使丰富的知识为我所用，这是一个学医的传统好方法。比如老中医收徒，一般在规定学《内经》、《伤寒论》、《本草》之外，多先指定几本易于背诵的书，如《医学三字经》、《汤头歌诀》、《脉诀》、《药性赋》、《内经知要》等（北方多采用《医宗金鉴》）。熟读背诵似乎是一种机械记忆的方式，但它不像"眼到"那样容易把文字忽略过去，而必须字字句句，上下连贯，寻求语气语调，这样就包含了理解的成分。在熟读背诵了较多的医书后，遇到临诊、写作、讲学时，很自然地就能唤起记忆，引出联想，理、法、方、药也多能涌现于脑海，奔赴于腕底了。熟读背诵得越多，应用时受益也越多，有这种体会的人是很多的。

四宜兼及他学。我以前在《谈治学》里曾讲到"对一个中医学术问题，往往要从中医理论、临床实践，甚至从古代的文、集、经、史，或其他自然科学、哲学等方面去搜集资料，加以深透研讨，才能说明问题。"比如拿药物知识来说，既应掌握药物的性味归经、升降浮沉、功能主治，又要对药材辨认、药物的加工炮制等知识有所了解，才能有利于临诊运用。我们中医工作者，仅仅懂中医药固然可以临诊治病，但若能广泛学一些与中医直接或间接有关的其他知识，则更有助于钻研中医。当然不是什么都去学。我们研讨中医古籍，还应该大致懂一点古书出版的常识。陆深的《俨山外集》记载了这样一件事：明代名医戴思恭路过南京，见一医家的求诊病人很多，戴思恭认为他一定是位"神医"，所以天天去其门口观看。一日见一求药的病人刚出门外，那医生就追了出来，告诉那病人说，煎药时要放一块锡同煎。戴思恭听了，十分奇怪，便向那位医生请教，那医生说这是古方。思恭求得其书，发现字迹刻错了，乃是将"餳"字误刻为"锡"字。版本刻误，这医生不加核对，以讹传讹弄错了。医生不懂版本，不加分辨，轻则贻误后学，重则害人性命。当然我们不是要求象考据家、收藏家那样去收集判别古籍版本，但若发现书籍有不解的地方就得多找些版本核实。懂些版本正讹的辨别方法是有益的。这不过举个例而已。可见医生懂点医学以外的常识非常有利于治学。

五宜珍惜寸阴。凡是读过徐灵胎的《洄溪道情》的人，都知道那首《题山庄讲读图》所描述的情景："终日遑遑，总没有一时闲荡。严冬雪夜，拥被驼绒，直读到鸡声三唱；到夏月蚊多，还要隔帐停灯映末光。只今日，目暗神衰，还不肯把笔儿轻放。"这位名医洄溪老人是一个最最珍惜光阴的人。正是有了这种孜孜研读，锲而不舍的治学精神，才使他为医学做出了不小的贡献。生命等于时间。"韶光易逝青春不再"、"似水流年"等话，都是痛惜浪费时间之可悲。青年中医同志们现在都在抓紧时间，补偿十年动乱所造成的损失。就是像我们这样的老年医生，也常常感到虚掷光阴之可怕。做学问要珍惜时间，除了必要的休息外，应该利用一切可以利用的时间。

"蹉跎莫遣韶光老"，让我们珍惜时间，认真读书，认真工作，认真实践。

上面讲了治学应做的，相宜的。下面讲对治学有碍的三忌。

一忌道听途说。即对事情没有亲自眼见，没有调查分析，就随声附和，人云亦云。孙思邈明确指出：学者必须博极医源，精勤不倦，不得道听途说，而言医道已了，深自误也。假如我们引证医书上的一句话或一部分，就必须亲自找到这本书，甚至要找到同一本书的不同版本进行核对。总之要取得第一手材料。切忌听人一说就不加分析地加以采用，或在转载、转引时不加复核就用。

中医治学还有一种情况：当看到别人用某法、某方、某药治好某病时，我们应该认真总结别人成功的经验，搞清他是在何种情况下，以何种辨证方法针对病人具体病情进行辨证施治的。切忌邯郸学步、生搬硬套。

二忌浅尝辄止。对于中医书籍，要有一定的基本理解，不能浮光掠影，一知半解。做学问要踏实、持之以恒。"不入虎穴，焉得虎子"，如果对某一个问题，只是浮浅地了解一下，那所得的知识，肯定不会多的。浅尝辄止的原因，一是对治学缺乏决心，没有恒心，懒散随便；二是盲目自满，以为对什么都知道，毋须再学了。古语说："学然后知不足。"学得越多越觉知识不够用。懒散、自满，浅尝辄止，这是治学的大忌。

三忌贪多务得。看来这似乎与博采有矛盾，其实不然。博采各家学说并兼及医学以外知识都是指长久积累的治学方法。这里指的是一时企望学到很多，结果却是走马观花，不深不透。甚至会象"广原搏兔"那样，设网罗多而弋获少。比如学《金匮》，对注本应有所抉择，选读徐彬的《金匮要略论注》，沈明宗的《金匮要论编注》，尤怡的《金匮要略心典》，魏荔彤的《金匮要略方论本义》四种，大体已够，不宜一下看得过多，否则各书的特点，不易深刻了解，收获就有限了。

治学贵在实践

认识来源于实践。我们熟知的李时珍，不但读了八百余种上万卷的医书，看过不少历史、地理和文学名著，甚至连敦煌的经史巨作、古代大诗人的全集他都读遍了，并仔细钻研。他既得到了丰富的知识，同时也发现了很多疑点无法解释。他除了在临诊治病中证实了古书记载的药性药效，也发现古书记载中有很多谬误。他花了很长时间深入实际进行调查，走遍了山川村野，不耻下问，还亲自采摘鉴别药草，剖析比较。历经无数寒暑岁月，才写成了《本草纲目》。这本书既验证了过去古医书上的正讹，又充实了新的药物知识。

治学贵在实践。我们学习钻研中医著作，就要在实践中反复印证分析它的理法，反复运用它的方药。知识学活了，体会也就深了。比如医书上说麻黄能发汗，又能治水气。而我们在临床上单用麻黄，很少能见到发汗的，但以麻黄与其他发汗药配合用，发汗就很明显了；以麻黄与其它利水药配合用，尿亦增多。这些实例说明钻研书本理论固然重要，但如学用结合，勤于实践，治学效果就更好，对理论的认识就更通透。

上面这些是为青年同志写的。青年时开始认真治学，坚持下去成效必显。叶天士自小就学《素》、《难》及汉唐诸名家著作，"孤幼且贫"，十五岁的叶天士一面开始行医，一面拜师学医。到了年长时，名气大了，仍毫不自满地钻研。老而弥笃、刻苦学习的也为数不少。如著名的思想家李贽，到了七十多岁，还不放弃读书和著书。他说的"寸阴可惜，曷敢从容"至今为人称颂。中医史上到老还勤奋学习的，除了上面提到的那位"目暗神衰，还不肯把笔儿轻放"的洄溪老人外，还有很多中医都是从幼到老一生学习的。有的在病中还著书立说。清代名医尤怡，就是在"抱病斋居，勉谢人事"的情况下，对《金匮》旧本"重加寻绎"而写成《金匮要略心典》这部出色注本的。

　　从这里可以看出，专心治学，就能缩小或消除由于条件、天资、年龄、体力等造成的差异。只要明确我们治学是为了实现社会主义四个现代化，掌握好治学的适当方法，勤于实践，一定能得到预期的收获。

　　还是两句老话："书山有路勤为径，学海无涯苦作舟。"

从学习《金匮》看如何学习古典医著

祖国医学，历史悠久。历代医书，浩如烟海。要继承祖国医学遗产，就必须读懂医学典籍。现以《金匮要略》（简称《金匮》）为例，谈谈学习古典医著的方法。

《金匮》为东汉张仲景《伤寒杂病论》中论述杂病的部分，是中医四大经典之一。由于年代湮远，文字奥邃，初学有一定困难。谈谈如何学习《金匮》，可为学习其他中医经典著作提供参考。

抓住全书要领

一本有价值的著作，总有一个贯穿全书的指导思想。《金匮》是张仲景"勤求古训，博采众方"，把《内经》理论与临床实践相结合的产物。以整体观为主导思想，把脏腑经络学说作为理论根据，并运用了脏腑辨证的方法，这就是全书的指导思想。

《金匮要略》的学术思想可以归纳为以下几个方面：①在病因学说上总地认为，"风气虽能生万物，亦能害万物"，"若五脏元真通畅，人即安和，客气邪风，中人多死"。说明正气旺盛，气候正常，则人体健康无恙；倘正气较虚，加之气候反常，则外界邪气往往乘虚侵入人体而导致疾病的发生。因而对中风、历节、血痹、胸痹等病，都认为是先由人体本身正气虚弱，气血不足，然后感受六淫之邪而成。②在疾病的传变上提出，表病可以传里，脏腑病变可相互影响、传变。人是一个有机的整体，内在的五脏六腑，外在的四肢百骸、五官九窍，都通过经络相互沟通。若内在正气充盛，则能御邪于外，不使深入；若内在正气不足，无力抗邪，则表病传里，腑病传脏，一脏进而影响他脏，由此而蔓延开来，也就是原文中所谈到的经络受邪入脏腑、肝病传脾等等。这些都反映"正气存内，邪不可干"，"邪之所凑，其气必虚"的发病观。③在疾病的诊断方面提出，天有四时变迁，人的面色、脉象亦随四时发生变化，因而可以借助色、脉与时令的符合与否，来诊断疾病。④在疾病的命名方面，以脏腑命名的有脏躁、五脏风（缺肾）、五脏寒（缺脾、肾）、五脏水、心下悸、肺痿、肺痈、肺胀、肝着、脾约、肾着、胃反、肠痈、三焦竭、以八纲命名的有里水、寒疝、热痢、虚劳、胃实、阴毒、阳毒。⑤在疾病的治疗方面，提倡未病先防，告诫人们，平素注意养慎，"不令邪风干忤经络……更能无犯王法，禽兽灾伤，房室勿令竭乏，服食节其冷热苦酸辛甘"，从而保全真气，达到不遗形体有衰，病则无由入其腠理的目的；一旦得病，就要及时治疗，不使病变深入。治疗时就应根据五脏的生克制化关系，对相关比较密切的脏腑采取治疗措施，以杜绝病变的扩展、蔓延。如原文提出"见肝之病，知肝传脾，当先实脾。"肝脾如此，肝肾、心肾、脾肾、肺肾等，何不皆然。

不仅是学习《金匮》要抓住它的主要学术思想，学习其他古典医籍也应如此。《伤寒论》是以六经为纲，专论外感的，它以六经说明病位、病性、邪正双方力量的对比及六经传变规律，并以此作为治疗的依据；刘完素的《素问玄机原病式》是以火热立论，倡导五志过极皆从火化，六气皆能化火，对病机均以火性疾速、炎上、燔烁、阳热郁结解释。在治疗上主张辛凉清热散结；雷少逸《时病论》是以《素问·阴阳应象大论》"冬伤于寒，春必病温；春伤于风，夏生飧泄；夏伤于暑，秋必痎疟；秋伤于湿，冬生欬嗽"的经文为纲领，条分缕析地论述了四时六气病证，抓住了这些，即抓住了这几种书的纲要及主要学术观点。总之，能撷取一书的纲要，可以起到纲举目张的作用，对于深刻领会原文精神实质，掌握全书的概况，大有好处。

掌握证治规律

《金匮》论治杂病的前二十二篇，列病证有四十多种，载方剂约二百个。从全书来看，有时一病出数方，有时数病出一方；时而论证不出方，时而出方略其证；也有的同一方剂，此处已出，彼处又见。凡此种种，似乎难以领会，其实，它是前后贯通的。仔细分析理解，不难发现其中是有规律性的，这种规律的实质就是辨证施治；这就是本书的特色。

《金匮要略》的辨证施治原则体现在以下两方面：

1. 同病异治，异病同治。同一种病，病机证候不同，治法即应不同；反之，不同的病，由于病机证候相同，治法即可相同。如"胸痹，心中痞气，气结在胸，胸满，胁下逆抢心，枳实薤白桂枝汤主之，人参汤亦主之。"同为胸痹病，枳实薤白桂枝汤针对痞气上逆的实证，故有枳实、厚朴降逆泄满散结；人参汤则用于中气不足所致的胸痹虚证，故用人参、白术、甘草、干姜。后者从方测证，尚应伴体倦乏力，声低懒言，形寒肢冷，脉象沉细等。又如"病溢饮者，当发其汗，大青龙汤主之，小青龙汤亦主之"。肺痿病，虚热的用麦门冬汤，虚寒的则用甘草干姜汤，肠痈未成脓的用大黄牡丹汤，已成脓的用薏苡附子败酱散。类似这样同病异治的条文，全书有多处，都说明病同证异，治法亦异。

肾气丸在《金匮》中，先后共出现五次，即《中风历节病篇》中，"崔氏八味丸（即肾气丸），治脚气上入，少腹不仁"；《血痹虚劳病篇》中，"虚劳腰痛，少腹拘急，小便不利者，八味肾气丸主之"；《痰饮咳嗽病篇》中，"夫短气有微饮，当从小便去之，苓桂术甘汤主之。肾气丸亦主之"；《消渴小便不利淋病篇》："男子消渴，小便反多，以饮一斗，小便一斗，肾气丸主之"；《妇人杂病篇》中，"问曰：妇人病，饮食如故，烦热不得卧，而反倚息者，何也？师曰：此名转胞，不得溺也。以胞系了戾，故致此病，但利小便则愈，宜肾气丸主之。"归纳上述条文，肾气丸可治脚气、腰痛、微饮、消渴、转胞五种疾病。因为这五种病的病机均为肾阳虚衰，阳不化气，阴寒内停，而肾气丸恰具有温肾化气，利水散寒的作用，药证相合，所以一方能通治五病。虽然，消渴病，小便反多，但这仍是肾阳虚衰，一方面不能化气蒸津上升，另一方面不能固摄而引起。若肾阳恢复正常则小便反多亦可随之改善。《金匮》全书，一方出现二次以上，体现异病同治的达二十多处。作者张仲景所以不厌其烦地陈述同病异治、异病同治的条文，其目的是教人临证总以辨证施治为主。

2. 治病求本，随证化裁，因人制宜。任何病证都会出现许多症状，症状只是现象，现象有真有假，治疗疾病就要透过现象抓本质，针对病因、本质，从根本上治疗，这就是治病求本。《金匮》非常突出地反映出这种治则。如《呕吐哕下利病篇》曰："夫呕家有痈脓，不可治呕，脓尽自愈。"说明不能见呕治呕，而应该治呕的原因——痈脓，待痈脓治愈，呕亦随之而解。又如虚劳病在后期，多见阴阳两虚的证候，阴不能涵阳则发热，阳不能配阴则恶寒，症状表现为寒热错杂，既有阴虚内热的咽干口燥，又有阳虚生寒的腹痛拘急。此时单养其阴则碍阳，独温其阳则损阴，只有用甘温之品，扶助脾胃的阳气，建立中气促进气血生化，方能达到平调阴阳的目的。为此，《血痹虚劳病篇》提出用小建中汤进行治疗。尤在泾也认为："欲求阴阳之和者，必求于中气；求中气之立者，必以建中也。"所以在疾病出现症状错综复杂时，一定要仔细地审证求因，针对其本质和主要环节施治，这样才能取得较好的效果。

疾病是复杂多变的，治疗亦应因证而异。《金匮》的随证遣药、因证化裁的用药法度，十分灵活。如百合病的主方是百合地黄汤，若误汗伤津，则用百合知母汤；若误下伤津胃逆的，用滑石代赭汤；若误吐伤胃，则用百合鸡子汤。又如胸痹病的主方是栝蒌薤白白酒汤，若痰涎较盛，见心痛彻背者，则加半夏，名栝蒌薤白半夏汤。再如桂枝汤在《金匮》中变方十分之多。桂枝汤在《妇人妊娠病篇》治妊娠恶阻；若倍桂枝，名桂枝加桂汤，可治奔豚病；若加黄芩，名阳旦汤，可治产后体虚中风；若加栝蒌，名栝蒌桂枝汤，可治柔痉；若去甘草倍生姜加黄芪，名黄芪桂枝五物汤，可治血痹；若加饴糖倍芍药，名小建中汤，用治虚劳。其用药之灵活，于此可见一斑。人的体质有强弱之分，得病程度有轻重之别，故治疗也要因人制宜，区别对待，不可一概而论。如《呕吐哕下利病篇》对热痢提出白头翁汤，而在《妇人产后病篇》对产后体虚下利则用白头翁汤加甘草阿胶汤。又如服药剂量上，多处强调强人剂量应大，羸者减之，小儿量轻，并根据服药后反应，若不效可再加量。这些都体现出因人制宜的治则。总之，学习古典医著应该学以致用，掌握其证治规律。

注意学习方法

学习古典医籍必须先打好古汉语基础，并应不断地积累较广博的知识，包括天时、地理、历史、哲学及自然科学等，这样学起古医籍来，理解也就更深刻。《金匮》、《伤寒论》其学术思想皆渊源于《内经》，所以学习《金匮》不能局限于《金匮》一本书，而应该结合《伤寒论》，并旁通《内经》及后世有关著作。这样既能得到相互印证和补充，又能搞清学术观点的源流发展。假如古文基础不够好，对有些条文就理解不了。再从中医发展史看，各种学派的创立及其相应著作的问世都与时代背景分不开。懂得历史就有助于对其学术思想的理解。因而只有根基扎实，知识面广，才能谈得上继承祖国医学，才更具有分析和鉴别问题的能力，达到取其精华、去其糟粕、整理和提高祖国医学的目的。

要熟读精思。古人说："学而不思则罔，思而不学则殆。"学习古典医籍首先要领会原文精义。在理解的基础上对一些议论精辟、实用价值较大的经文，必须熟读背诵。如对《金匮》中表里同病、新旧同病、痰饮病的治则，以及涉及小建中汤、栝蒌薤白白酒汤、苓桂术甘汤、茵陈蒿汤、大黄牡丹汤等理法方药比较齐全的条文，对《伤寒论》六经病提纲，对《素问·至真要大论》的病机十九条都应该熟读背诵。应该明白，熟读背诵不是死读书，熟读是为了便于领悟，便于在实践中运用自如。总之该背诵的东西一定要背诵。它是帮助理解，帮助系统记忆的一种可取方法。

学习一本古典医籍，要达到融会贯通、运用自如的地步，并非一朝一夕、轻而易举的事情。这是一个从理论到实践，从实践到理论的长期过程。这就是说学习古典医籍要有毅力，要刻苦，要持之以恒。通过反复的理论与实践的过程，每次都会发现新问题，有新的收获，一次比一次有提高。例如桂枝茯苓丸，《金匮》用治妇人癥病。症状是脐部跳动，月经不正常，下血不止。验之临床与子宫肌瘤颇为相似。因而用治子宫肌瘤，取得了成功的经验。后来对宫外孕及流产、刮宫手术后引起的月经紊乱，运用该方亦收到较为满意的疗效。推而广之，用桂枝茯苓丸治输卵管阻塞引起的不孕症，也有相当效果。但不管用于哪一种病，证属瘀阻，方可投治。通过临床扩大了桂枝茯苓丸的应用范围，使我们对桂枝茯苓丸的认识随之加深。近来又有人试用桂枝茯苓丸治愈前列腺肥大症；也有的把该方用于心血管疾病。临床实践提高并充实了原有的理论，开阔了我们的眼界。总之，学习无止境，不断地实践——认识——再实践——再认识，会使我们的理解更深刻、更正确。所以学习古典医籍要虚心勤奋，学用结合，防止蜻蜓点水，浅尝辄止。

很多古典医籍的理论多有效地指导着医疗实践，很多好的方剂在临床上仍广泛地运用。象《内经》、《伤寒论》、《金匮》、《本草经》等古典医籍，它们的理法方药至今指导着临床实践并继续接受临床验证。限于历史条件，这些古典医籍也存在文字上或某些内容上的问题，这给我们学习古典医籍带来许多困难，但只要下决心扎扎实实地勤奋学习，刻苦钻研，并在实践中不断提高，就一定能够学好。经过系统的学习古典医籍，就能达到继承、整理祖国医学遗产、发展祖国传统医药学的目的。

医林四十年

作为一名年逾花甲的老中医，我谈不上有什么惊人的治学经验，但是从上学、学医、临诊到教学，确是走了一条不平坦的道路。能够真实地把我的经历写出来，以便和青年中医互相勉励，深感非常快慰。

家庭陶冶奠定学医志趣

"做一个医生，要有一颗赤心，道德品行要高，学识要渊博。"这是父亲从我小时候就经常教导我的。我在这样的家庭教育下，从上小学起就同时读一些《论语》、《孟子》、《大学》、《中庸》、《汉书》、《史记》、《古文观止》以及《本草备要》、《药性赋》、《汤头歌诀》、《医学心悟》等书，得空也看一些章回小说和杂书，如《阅微草堂笔记》、《两般秋雨庵随笔》、《子不语》、《秋水轩尺牍》、《酉阳杂俎》之类。总之，几乎什么都要看一下。家庭陶冶，使我喜爱沉静，然自有读书人寥落之感；怡情于山水，但不沉浸在湖光山色之中；虽酷爱诗词，而所作寥寥，如此而已。

在自学中，对历代医家有关医学德性的教导，如《千金方》之"论大医习业"、"论大医精诚"等几篇关于医德方面的文章，真是拳拳服膺。张仲景在《伤寒论·序》中指出"感往昔之沦丧，伤横夭之莫救"，从而鞭策自己"勤求古训，博采众方"。《褚氏遗书》指出："夫医者，非仁爱之士不可托也，非聪明理达不可任也，非廉洁淳良不可信也。"《古今医统》提到"庞安时为人治病，十愈八九，轻财如粪土，而乐义耐事如慈母。""程衍道儒而兼医，其医人也，虽极贫贱，但一接手则必端问详审，反复精思，未尝有厌急之色。"以上这些教导，对我影响很深，决心以他们作为自己学习的榜样。

学医、行医和自学

卢沟桥事变后，淞沪战争发生，日本侵略军将战火烧到浙江。西子湖畔的静谧被打破了。我家被迫避难到浙东，经严州（建德）而至山城缙云乡间。由于求学心切，我离家到上海。这个十里洋场对一个首次出门的青年来说既陌生又迷惘。这里风靡一时的是《何日君再来》的歌声，广告牌上是《三星伴月》一类所谓"软性电影"的彩画，眼睛里看到的是闪烁的霓虹灯和花枝招展的行人，真是灯红酒绿，纸醉金迷，锦绣丛中，繁华世界。何曾有人想到，正是这个时候，祖国的大好河山正被敌人糟蹋践踏！我这个离家千里的穷学生没有被这个花花世界所左右，一到上海就日日夜夜复习在家学过的中医功课。当从报上看到了上海新中国医学院招生的广告时，便毅然决定报考二年级插班生。考试科目除了一般文化科目外，中医是考《伤寒论》六经提纲及其证治的发挥。不久，我接到了录取通知书，高兴地将录取消息函告家人，随即进入了上海新中国医学院学习。当时学校不管住宿，由于穷，我只能住在里弄中十几平方米的小楼里。而自己规定每天除上课外自学十几小时以上，方法是：①自备参考书读，②到图书馆借阅医书读，③到老师处请教并记录下来。我就这样起早睡晚，度过了"三更灯火五更鸡"的学生生活。

据记忆所及，当时上海新中国医学院的学习课程：一年级是医经、医史通论、中药、方剂、国文等课程；二年级是医经、中药、方剂、国文、伤寒杂病、温热病等等；三、四年级是伤寒杂病论、温热时病、医用化学、药用化学、生理解剖以及中西医各门临床课程。教师都是当时在上海有名的中西医师，教材系主讲教师自己编著，有的铅印，有的油印。例如医经教材是选择《内经》重要原文辑成的，而《内经》原书则作为学生自己的参考读物。由于学校设在上海的"公共租界"内，校舍并不宽敞。现翻阅了手边仅有的该院第四、五届毕业纪念刊，其中有研究院、余庆桥附属医院、药圃以及病房、内科室、化验室、手术室等照片。这个医学院和当时仅有的另一二处中医学院（校）都是热心于中医事业的老一辈名中医私人集资创办的。他们在国民党反动派的摧残迫害下惨淡经营。这种维护中医教育事业的坚毅精神和苦心，至今还是我所崇敬的。

当时学院对教学实习没做过分具体的安排，基本办法是由学生自己联系进行。一般多根据学生各自的爱好，或到教课教师的诊所实习，或到熟悉的名医处去抄方。在教学实习的时期和空闲我也曾跟当时的名中医临诊抄方，几乎放弃一切休息。我跟的老师们有的专长内科时病，用药轻清灵活；有的擅长女科，善治崩漏带下；有的是负有盛名的儿科大夫，善用温热并重镇药；有的专理杂病，能解除疑难病证。这些老师各有师承，都是学有专长。从他们的学识经验到对病人的认真负责的态度，至今还历历在目。由于感到对传染病知识所知较少，我也曾在西医内科名医那里亲自侍诊过。记得有一天，一位妇女带来一个三四岁的病孩就诊，孩子发热咳嗽，气急音哑，老师测了孩子的体温，看了咽喉，又让他去化验室做了检查。然后胸有成竹地问我："你看是什么病？"我端详了一会，看到小孩咽部有白膜，并气促有犬吠样咳嗽，发热不是很高，而当时外面又有白喉流行，根据这些情况，我大胆地回答："很象是白喉。"老师高兴地点了头。自此老师常让我去那里学习、请教。毕业实习时，家里是祖传中医的，可以在自己父兄处实习，承受其学术专长，结束时到校参加考试，并将毕业论文送院审评。我在学习了沪地诸位老师的经验之后，就回家随父侍诊实习。当我毕业的时候，抗日战争尚在艰苦阶段，祖国哀鸣遍地，浙东各地除遭敌机轰炸外，且疾病流行，诸如天花、鼠疫、疟疾等烈性、急性传染病随处可见。在这种环境里，我这个初出校门的青年中医，除了消化在学校学得的知识和请教父辈以外，主要是加紧了自学。当时手头书很少，只有一些如《麻疹集成》、《类证治裁》、《傅青主女科》、《临证指南》、《肘后方》、《世补斋医书》、《六醴斋医书十种》、《证治准绳》、《皇汉医学》等少量的学习资料。为了对古籍进行较深的研究，花了较高的代价，买到了一些版本较好的《脉经》、《金匮要略》以及其它古医书的手抄本。那时，我没有其它的消遣嗜好，有空就看书，一有体会辄加记录，一有经验就加分析。这样，我看过的医书渐渐多起来。而自学是我主要的学习方法。

工作、学习、看病之余，我将平时零星的读书笔记、学习心得逐渐收集整理，写成《实用中医学》等若干种书，当时作为对"遥从"学生的函授教材，并于一九四七年起陆续印刷出版。

培桃育李　甘苦寸心知

一九四九年五月，杭州解放，中医事业恰如枯木逢春。由于党的中医政策的贯彻，不久成立了浙江省中医进修学校。结束了反动统治让中医自生自灭的政策，把培养中医、提高中医纳入国家教育事业的规划，这是我们中医工作者终身难忘的一件大喜事，人人感觉学医有奔头，治医有方向。一九五九年，中医进修学校扩建为浙江中医学院，国家的宏伟规划，使中医后继有人。由于党和人民的信任，我担任杭州市早期的中医协会负责工作后，又主持了中医进修学校，直到负责中医学院，前后近三十年，在中国共产党的领导下，培养了进修生、函授生、本科生、西学中等共数千人，除讲课、听课、带实习，还参与一系列教学工作，边教边学，边学边教，从而收到"教学相长"之益。古人说："十年树木、百年树人。"我常认为

"百年树人"的大事业不能仅仅限于教学工作。因此，除了教学之外，还注意引导教师增加书本知识和业务本领。负责学校工作的，既要教学生，也要和教师一起以身作则，刻苦地钻研业务。基于上述观感，我在一九六二年，总结治学经验体会，写出《谈治学》一文，发表于当时的浙江医科大学校刊。发表后，在学院教师队伍中，引起反响，教师们多以钻研本课业务、教好学生为己任，治学蔚然成风。一九六三年，我还组织各教研室教师总结各课的教学经验，并印成专辑。从一九六五年至一九六八年各年级学生中人才辈出，这与教师刻苦教、学生刻苦学分不开。我作为身负教学专职的主持人，目睹此种好教风、好学风的迅速成长。喜悦的心情确非语言文字所能形容。回顾一九四五年至一九六七年这二十多个年头里，我对治学也身体力行，无暇自逸。白天有教学任务及会议，往往静不下来，故备课和自学多数安排在清晨及夜晚，有时常到午夜，也唯有这两个时间最宁静，最受用。前人有"夜卧人静后，早起鸟啼先"的诗句，对照当时情景，体会实深。

令人痛心的是，十年动乱时期，我省中医教育事业遭到空前灾难。"风雨如晦，鸡鸣不已"对我来说，的确是"甘苦寸心知"。

劫后此生　再接再励

"心事浩茫连广宇，于无声处听惊雷"。一九七六年底浙江中医学院恢复了，在百废待兴、百业待举的情况下，省委为我院派来了得力干部。我重任院长，有决心再振校风，不惜鞠躬尽瘁，和全校干部教师一起刻苦奋战，使学校成为出人才、出成果的基地，誓把学校在十年浩劫中所遭受的损失夺回来。我们首先适当增加招生名额，鼓励教师在教好课的前提下，著书立说，做好"传道、授业、解惑"的各种示范，并创办学报，展开学术交流。以本人来说，不脱离教学第一线，教本科班，教西学中班，讲《金匮》课，讲《各家学说》课。医疗上我每星期安排一次门诊，并组织全院老中医采辑各自治案编写《老中医医案选》，已印成书。著述方面，我在五十年代所编写《金匮要略通俗讲话》的基础上，结合近几年课堂教学资料，略加深广，写成《金匮要略浅释》，对《金匮》原条文作了注释，关于《金匮》方应用于临床的治验，也适当地写了进去；还写出《金匮便读》，作为初学《金匮》的提要；又与中医基础教师着手编写《难经选释》，使对古典医著的学习从普及到提高，便于重点研究。更可喜的是，我院一九七八、一九七九届各专业研究生在指导老师的分别指导下，在理论研究、临床研究和总结老中医经验等方面，都能深造有得，有的还有所创新，形势十分喜人。

老当益壮　加倍勤奋

"老当益壮"这句话，出自《后汉书·马援传》，意味着老年人不能有衰飒感，应该发挥壮年人的意志和毅力。马援那种"不服老"的精神和行动，我们是应该取以为法的。怎么"壮"呢？我认为应该从"勤"字上表现出来，即勤于学，勤于做。

如何勤奋学习和勤奋工作呢？

勤奋学习，勤奋工作就是要敢、赶、干。"敢"，就是解放思想，敢于破前人框框，敢于创新，敢于怀疑前人的学术理论是否完全对，对古典医籍编法的方法是不是完全好。例如《伤寒论》、《金匮》的编注本这么多，陈陈相因的十之七八，推陈出新十仅二三；方式除日人《汤本求真》两书合编，侧重方证治验以外，几乎极少新裁。我的想法和做法是，应该用方证治验来说明《伤寒论》、《金匮》条文，这样更接近实际一些。

"赶"，在科学方面来说，就是要努力赶超世界先进水平。

"今胜昔"是客观事物发展的规律。最近全国有许多译释古典医著的新作，把深奥而有用的东西通俗化了，从继承而达到赶超古人。

教学体会篇

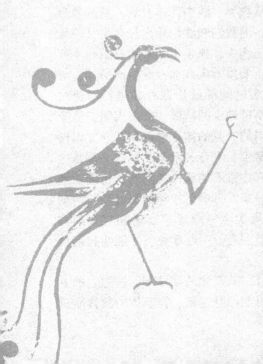

中医学院教学工作初探

办好中医学院，是继承发扬祖国医学遗产的重要工作之一。为了确保学生的学习质量，就一定要提高教学水平，认真做好教学工作。兹就笔者若干年来对中医教学工作的肤浅认识，提出管见，就正于同道。

认真贯彻党的方针政策
教育工作才能做好　教学质量才能提高

在中医学院总的教学工作和各门课程的具体教学方面，都必须认真贯彻执行党的各项方针政策。尤其对党的教育方针和中医政策，应该深入领会。从教学实践中我体会到，党的教育方针促进了学校工作的革命，使我们能够培养出社会主义建设所需要的人才。在整个教学工作中，抓学生的政治思想是主要的一环。根据党的教育方针，安排学生参加专业生产劳动，对学生进行思想教育，安排一定时间的政治课程和进行形势教育，是保证学生德育质量的不可缺少的措施。实践表明，注意学生身心健康，强调开展适当的有益的体育锻炼和课外文娱活动等等，对培养学生身心正常生长发育关系至大。这些都是应该在抓知识质量的同时，认真注意不能放松的问题。正确贯彻党的中医政策，不仅能够进一步发挥中医教师的积极性，明确他们应尽的责任，同时对巩固学生专业思想亦能起较大的作用。只有认真地不断学习和贯彻党的中医政策，才能使我们更好地继承和发扬祖国医学遗产。

无数实例可以证明，只有在共产党的领导下，按照党的方针政策办事，学校工作才有可能做好，德、智、体的教育质量才有可能得到全面提高。

根据中医学术特点适当采取
中医传统教学方法

中医学院与其它高等院校具有某些共同性，这就使得我们可以向其它高等院校学习经验。但是中医学院的教学工作中又有它的特殊性，这是由这门学科本身的特点所决定的。中医有其独特的理论体系；教学中各课之间有着密切的联系，前后期课程没有明确的界限；中医著作文字古奥，言简意赅，其中有的名词概念含义广泛，说理往往以取类比象为主；加之历代学派众多，各自的观点见解不同，很多问题是历代各学派争论的焦点。教师如何使教学深入浅出，以提高学生的理解能力，扩大其知识领域，达到取其精华，去其糟粕的目的，都是应该认真研究的。

中医教学的另一个特点是中医传统的师带徒的教学形式。很多中医的诊治经验，往往要在临诊时由老师口授心传，由徒弟逐渐领会才能继承下来，特别是某些含意深远、辨别细致、只可意会、难以用言语表达的问题，更是必须通过反复体验，才能真正领会的。譬如中医诊断辨脉，不是由老师手把手地教，就很难真正领会各种脉象的实质。

中医传统教学方法及前人的经验，见于文字记载的并不多。但一般地说，总在强调多读书、多临诊、持之以恒、虚心学习等几个方面。如《千金方》提到："学者必须博极医源，精勤不倦，不得道听途说，而言医道已了……"《本草经疏》说："宜先虚怀，灵知空洞，本无一物，苟机我见，便与物对，我见坚固，势必轻人……"这些古代医生关于学习中医的言论，凡是有利于我们改进学习态度和方法的，都可以吸取来以教育学生。明代宋濂对如何成为一个较好的医生，曾提出他的看法，他说："古之医师必通于三世之书，所谓三世者，一曰针灸，二曰神农本草，三曰素女脉诀。脉诀所以察证，本草所以辨药，针灸所以去疾，非是三者，不可以言医。故礼记者有云：医不三世，不服其药也。"当然，就我们为社会主义建设培养德、智、体全面发展的有较高水平的中医，远远不能满足于古代那种要求，但对于传统的医学教学的经验来说，我们也要注意汲取其中有益于我们教学安排的某些内容。我们体会到，抓住中医教学特点，采取传统的有利于培养学生的教学的方法，对中医学院来说，不能忽视。

教师在教学中应该起主导作用
学生应该尊重老一辈的劳动

在中医教学中，老中医把从前人手里接受过来的知识，加上自己的临证体验或总结，传递给学生。怎样让教师在讲课、解疑、带实习、考试等所有教学环节上负起他们传授祖国医学的责任，使他们的知识得到充分运用，使祖国医学遗产得到充分的继承，这在中医教学中更具有十分重要的现实意义。发挥教师在教学工作中的主导作用，同时提倡学生认真钻研独立思考，二者并无矛盾。教师负担着"传道、授业、解惑"的责任。学生可以既向教师学习知识又努力独立思考。如果学生对教师讲授的东西有不同的认识，当然可以在不影响教学工作进行的情况下提出自己的见解与教师商讨，这样对教学相长、提高师生教与学的积极性，只能是有益的。作为中医教师，应该在专业方面刻苦钻研，努力提高教学质量，要象鲁迅那样"呕尽心血做学问"，要学习林珮琴"日课生徒，夜阅方书，以油尽为率，凡数十年"的治学精神，不惜花费时间，锐意蒐集教学资料，追本穷源，精心思考，精益求精，永不自满地充实知识。笔者认为古人谈教学工作的几句话："学而不思则罔，思而不学则殆"，"温故而知新，可以为师矣"，"默而识之，学而不厌，诲人不倦"，这对我们中医教师和所有教师来说，都有参考价值。

对于一个医学教师来说，要提高专业质量，精和博都是不可或缺的。喻昌在《医门法律》中说："医之为道，非精不能明其理，非博不能至于约"；《冷庐医话》说："习医者，当博览群书，不得拘守一家之言，谓已尽能事也。"总之，"学无止境"，无论是对学生、对教师来说，都是适用的。

"一日为师，终身负责"。作为教师既要传授科学知识，又要负责把学生培养成革命事业接班人，除了在教学中灌输革命思想以外，更应该在平日的言行中，以身作则，处处以为社会主义建设服务、为人民服务的实际行动来教育学生，给学生以潜移默化的影响。

就学生来说，除了要很好地学习以外，还要尊敬师长及老前辈。古代有"程门立雪"的典故，也有"尊师重道"的成语。意思是尊敬老师，重视应该遵循的道理，这是学生和徒弟学好本领的前提。因此笔者体会在发挥教师主导作用的同时，强调建立社会主义的新型师生关系，对中医教学来说，同样十分重要。

认真对待教学计划和教学大纲
妥善安排各项教学活动

在教学工作中，对待计划和大纲应该十分认真，对于备课、讲课、辅导、指导学生自修以及指导实习等教学活动应该妥善安排。笔者认为：中医学院的教学计划，是如何培养中医药人才的依据。在教学计划的试行过程中，应有一段时期的相对稳定，不宜作过多的变动，这样才便于总结经验，便于对修订计划提供较全面的意见。各课的教学大纲，经过集思广益而制定以后，应该承认它为各课具体教学工作的指南，是师生进行教与学的依据。既定的较完善的大纲，是检验学生学习成绩和教学质量的尺度。教师根据大纲的要求进行教学。对于一个具有必要的深广度和准确反映培养学生基本规格目标的教学大纲，应该确实把它当作施工的蓝图一样对待，而不应视它为可有可无的东西。这样各课的教学，才能达到预定的目的，具有一定的深广度，才能培养出合乎要求的人材。

备课是讲课的准备工作，首先要根据教学计划和大纲规定的要求，有计划有目的地去反映它，而不是漫无边际地备课。既要保证教学质量，又不要使学生负担过重，并要十分重视学生对象的具体情况。备课之先，要熟悉教材内容，按照具体课程的内容有针对性地准备资料。很多中医教师体会到，备课要早，临时或仓促的备课是不可能全面的。具体教学内容中的科学性、思想性问题，对祖国医学遗产中的精华和糟粕的取舍问题，如何做到古为今用的问题，以及引证古人学术文献，如何先行深切理解的问题，都是需要事先明确和解决的。特别应该把加强学生的基本理论、基础知识和熟练学生的基本操作技术充分地体现在中医各课的教学和备课中。对此我们曾做过多次探索，至今还在实践中逐步研究。当然，备课是一项相当繁重和细致的工作，这首先要求我们教师掌握丰富的知识。否则，"水之积也不厚，则其负大舟也无力"。教师要不断提高，通过平时读书点滴积累有关的教学资料，并不断总结临床经验。我们中医教师都要在平时做好教学资料卡和临床心得体会的记录，这样在备课时就可以选用其中的某些资料，并参考有关的工具书，有条理地理论联系实际地进行备课。

课堂讲授是教学的基本形式，因此教师必须努力提高课堂讲授的水平。其它各种教学活动，也都要在教师的指导下进行。讲课的首要条件是熟悉教材（包括对备课资料的熟悉），只有熟才能精，只有熟才能巧。讲得通俗易懂，学生印象才深。另外，在讲课以前必须认真细致地再将教材和备课笔记多看几遍，以便讲课能切题，不致讲得离题太远。有的同志提出

"重点突出，交代一般"，是为了分清主次，不冲淡主要内容，"前后回顾，综合归纳"，是为了不平铺直叙，不照本宣读。要正确贯彻理论联系实际的原则，必须杜绝在讲课中轻视理论、轻视书本知识的现象。在联系实际的过程中，既要注意举出病例来说明某些理论，也要注意到病例选择是否恰当，不使求明反晦。

有的同志曾经提出在课堂上教师如何发挥自己的学术见解的问题。笔者体会是：教师可以讲授自己的学术见解，但是应该在保证完成教学大纲要求的前提下进行。在讲课的表达技巧上由于中医教师多数习惯做临床工作，对教学工作经验较少，因此要经常开展试教活动。在讲课时应做到严肃活泼，注意声调语气，力求板书有序而明晰。笔者认为毛泽东同志在《教授法》中所提及的几种教学方式，值得我们认真学习。

对学生的课外辅导，也是做好中医教学工作的另一重要部分。很多老中医带徒，除了重视临证外，都根据不同的师承，采选某些古典医籍指定为学生必读的读物，并强调熟读精思的重要性（但也重视博览）。许多老中医认为"读书千遍，其义自见"，读的目的是能够上口，能够记住；通过熟读，能够更好地理解和便于今后临证时运用。老中医教学徒背诵医书时要求"三到"，即心到、眼到、口到。笔者认为背诵是帮助记忆的较好方法。在目前中医教学中，仍然可以在选材妥帖、分量适中的情况下采用。当然，教学生背诵，并不是指导学生自修的唯一形式，各课教师还应该指导学生选读一些与所学课程有关的课外读物，并指出适宜的阅读方法，于阅读中不断给予具体指导。教师要参加学生的讨论课和进行各课的辅导，并随时提出一些问题或查看学生作业和学习笔记，及时指出错误，这样对学生会起到指导、答疑及督促检查的作用。教师在参加上述各项教学活动时，要善于启发，努力提高学生的自修能力，根据学生不同的年级程度，因材施教。对学习有困难的学生的辅导，应该特别加强。

除此以外，还应该使中医学院学生重视语文，特别是古汉语的学习和书法的练习。多读古文有助于对古代医籍的理解和领会，可防止因在病历或医案上出现潦草字、错别字或杜撰字等而贻误诊治。

如何更好地指导中医学院学生实习这一问题，在整个中医教学工作中，位置特别重要。指导教师应该使学生认清临床实习与课堂讲课的密切关系及临证实习的重要性。通过见习、试诊、独立应诊这些步骤以掌握从学到用、从用到学的学习方法，并树立临证实习的恒心。在条件许可的情况下，可结合中医传统的带徒的方法，学生代老中医抄方，协同诊脉，观察病人。指导老师随时指点怎样写病历、医案，讲心得体会，对学生的实习报告加以实事求是的批阅，这些都是提高实习质量的不可少的内容。

结语

对中医学院的教学工作，我们目前还缺乏经验。笔者在学习了有关文件和卫生部有关中医学院教学工作的指示精神以后，进一步明确了继承祖国医学遗产的重要性。只有继承工作做好了，才有条件来研究和发展祖国医学。要使中医学院办得更好，能够培养出具有较高水平的中医师，对师资特别应该注意。同时应该认真总结经验，切实改进教学内容和教学方法，以提高教学质量。为了保证学生真正学好中医课，除了西医课程不宜安排过多，以使学生大部分时间用于中医各科的学习和临床实习外，在教学方法上，还应该适当结合中医传统的授徒方法，不宜全盘采用一般医学院校的教学方法。

以上初步看法，未必都很正确，尚有待在今后教学实践中加以进一步验证。

给六〇年级同学的一封信

亲爱的同学们：

你们实习到现在已经 19 周了。

由于各地卫生行政领导和各实习单位的重视关心，实习指导老师的热心带教，再加上你们能正确地认识这次实习的重要性并在实习中积极努力，因而这次实习的进行是顺利的，收获是较大的。

在实习过程中，极大部分同学能遵守实习单位的规章制度，珍惜实习时间，抓紧自学。在实习中虚心认真，积极钻研，尊敬老师，认真写实习报告，按时完成作业。不仅能学习总结老师的经验，并能把所学得的知识较好地运用于临床。有些同学在老师因忙而讲解不多或实习病种较少等不利的实习条件下，也能主动钻研，想办法搞好实习。

正因为你们极大多数同学进行了多方面努力，所以据反映：通过实习，你们对四诊八纲、辨证论治在临床上的运用，已有了一定体会，对课堂上学到的理论加深了认识。总的来说，比开始实习时已有了很大的提高。特别是有些同学，由于学习努力，不仅对一般的诊治规律能够掌握，而且还学到老师不少特有的经验，并予以记录加以整理。

从上述情况来看，只要继续努力，绝大部分同学将会获得更大的提高，达到预期的效果，这是使我们感到非常高兴和满意的。

当然，也还有不少问题有待解决。有的是需要领导和老师们解决的，其中有的已在解决，有的需今后逐步解决。就同学来看，有少数同学还没有充分认识这次集中实习的重要性，对实习时间珍惜不够，请假过多；有的同学在实习期间自学不够；有的同学在实习期间对规章制度不能严格遵守，接受意见也不够虚心；有为数不少的同学对老师传授的多少注意较多，而忽视了本身的努力，因而主动性钻研性较差。

为了将这次实习搞得更好，收获更大，效果更高，我提出下列一些意见：

第一，所有的同学在这次实习接近最后阶段时，要坚持不懈，以善始善终的精神，想尽一切办法，主动积极提高质量。原来实习较好、收获较多的同学，千万不要以此为满足，必须抓紧时间，继续努力，争取更多更大的实习效益，不可停步不前；原来实习收效不大的同学，应该加倍珍惜这最后几周，在前阶段的基础上，不放弃一切有利条件，毫不松懈，急起直追，务必达到预定的实习要求。

第二，同学们对各自的老师已经熟悉，你们应该继续虚心向老师请教，按照规定，写好实习心得体会，搞好实习总结，严肃认真地对待实习考查。在写实习心得体会时，应将一个学期实习中自己对诊治用药的收获以及学到的老师的经验好好地整理出来，请老师审评。

第三，同学们在实习中不能疏忽了对已学过的基本理论课程的复习。我们强调理论联系实际，但在实际工作中也必须不断温习理论。如果你们对经典、方药背诵精熟，下过功夫的话，那么我相信不论是临证实习也好，撰写文章也好，都能信手拈来，毫不费力。否则就会临诊茫然，虽搜索枯肠亦无所措施了。我之所以要求你们在实习中不断复习已学过的课程，也就是要使你们达到"温故知新"的目的。

以上几点建议，希望同学们能够做到，虽然实习时间已很短暂，但仍然不能稍有疏略。你们对老师的本领学得究竟如何？是否够了？都得好好思考。我记得《列子·汤问》篇有这样一段记载：薛谭学讴于秦青，未穷青之技，自谓尽之，遂辞归，秦青勿止。饯于郊衢，抚节悲歌，声振林木，响遏行云。薛谭乃谢求反，终身不敢言归。这个记载说明薛谭没有学完老师本领的时候就以为什么都学会了，但当听了老师秦青为他送行时唱的一支高亢出色的歌以后，才觉悟到并没有学完老师的本领，从而下定了继续学习的决心。这个寓言，对刚要离开老师结束实习的同学来说，确是值得深思的。

我本来的打算，准备在你们实习过程中到各地去一次，以了解一些实习情况。但不幸自二月迄今为疾病所困，至今未能离开医院。医此，只能通过信函和大家谈谈我的看法，希望能对你们有些帮助。

学术探讨篇

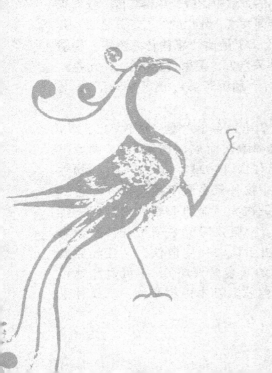

《金匮》概述

《金匮》和它的作者

《金匮要略方论》简称《金匮要略》或《金匮》，是东汉医学大师张机所著《伤寒杂病论》中的杂病部分，是我国现存最早的一部研究杂病的专书，有人推崇它是一部千古不朽的济世活人书。

张机，字仲景，约生于公元二世纪，在汉灵帝时举孝廉，建安中做长沙太守（但也有人认为张仲景做长沙太守不确）。他博学多才，曾经跟随同郡的张伯祖学医，尽得其传。张仲景宗族原有二百多人，建安年间大疫，死亡的约占三分之二，其中患伤寒而死的占十分之七，于是他"感往昔之沦丧，伤横夭之莫救，乃勤求古训，博采众方，撰用《素问》、《九卷》、《八十一难》、《阴阳大论》、《胎胪药录》，并平脉辨证"，著成《伤寒杂病论》。

据医史考证：《伤寒杂病论》合十六卷，原书早已亡佚。书中伤寒部分经西晋王叔和编次而成《伤寒论》，而原书"杂病部分"一度散失；宋仁宗（1023～1063）时，"翰林学士王洙在馆阁日于蠹简中得仲景金匮玉函要略方三卷，"经林亿等人校正后，将其编次为《金匮要略方论》而流传于世，从书之内容分析，《金匮要略》系张机《伤寒杂病论》中的"杂病部分"。由于该书一度散佚，又几经后人整理，所以我们今天见到的《金匮要略》，不可避免地存在着脱漏、衍文等现象，但就其基本内容来说，仍属仲景原著。

本书冠以《金匮要略》，足以见古人对它的珍重。《汉书·高帝纪》上说："与功臣剖符作誓，丹书铁契，金匮石室，藏之宗庙。"金匮石室是藏放封建帝王的圣训和实录等的，将金匮作为书名，表明其重要和珍贵，应该慎而存之。"要略"二字一般注家认为是扼要简略的意思，如清人陈念祖认为"要略者，盖以握要之韬略也。"这都说明历代医家对本书是非常重视的。

《金匮》内容概述

历代注家多认为《金匮要略》原本只有22篇，即自《脏腑经络先后病篇》至《妇人杂病篇》为止，其后的《杂疗方》、《禽兽鱼虫禁忌》及《果实菜谷禁忌》三篇，均系后人增注，不是张仲景原文，因此一般版本多不列入。就这二十二篇来说，它具有分篇别门简单明白的特点。原书二十二篇各篇都可以单独成立，也可以部分地相互注解补充。虽然其中有些条文相互抵触或不可通解，但这对一千多年前的古代医著来说是不可避免的。它记载的病证有：痉、湿、暍、百合、狐惑、阴阳毒、疟病、中风、历节、血痹、虚劳、肺痿、肺痈、咳嗽、上气、奔豚气、胸痹、心痛、短气、腹满、寒疝、宿食、五脏风寒、积聚、痰饮、消渴、小便不利、淋、水气、黄疸、惊悸、吐衄、下血、瘀血胸满、呕吐、哕、下利、疮痈、肠痈、浸淫、趺蹶、手指臂肿、转筋、阴狐疝、蛔虫以及妊娠、产后诸病和妇人杂病。其方药的实用价值及疗效，也为千百年来医家所公认的。

《金匮要略》全书大体分两部分，现按全书的内容，作一个简略的介绍。

本书的首篇《脏腑经络先后病篇》为全书的总纲部分，主要说明了诊病、辨证及治疗的总纲。如开篇即提出"见肝之病，知肝传脾，当先实脾"的治未病思想；在病因方面提出内因、外因和房室金刃虫兽所伤之不内外因的三种病因归类法；对于病因既注意时令气候因素，又指出六淫不同的致病特点；在诊病方面对望、闻、问、切都有举例性的论述，说明诊病应四诊合参；在论治方面提出要分清表里缓急、痼疾与卒病，求其病邪归聚所在的治疗方法。

以后各篇相当于全书的各论，具体就内科、外科、皮肤科、妇科等几十种杂病进行了辨证论治。当然，在这二十二篇里也有主要和次要之分。除了《脏腑经络先后病篇》是总则外，如《疟病篇》、《肺痿肺痈咳嗽上气病篇》、《痰饮咳嗽病篇》、《水气病篇》、《黄疸病篇》、《呕吐哕下利病篇》以及《妇人妊娠病篇》、《妇人产后病篇》、《妇人杂病篇》等篇，都是很重要的。可是如《五脏风寒积聚病篇》内的五脏风寒部分等，临床价值就不很大。

《金匮》与《伤寒论》的关系

《伤寒杂病论》虽然自宋朝起分为《伤寒论》和《金匮要略》两书，但二者的指导思想和理论体系一脉相承，不可分割。

从形式上讲，《伤寒论》是外感伤寒六经辨证的总纲，《金匮要略》是各种杂病辨证施治的各论。

从两书所载条文来看，《金匮》中某些条文与《伤寒论》所载相同，某些条文较《伤寒论》论述稍略，而某些条文又较《伤寒论》阐明得详尽，这些可从以下条文中得到证明。

《金匮要略·脏腑经络先后病篇》有："问曰：病有急当救里救表者，何谓也？师曰：病，医下之，续得下利清谷不止，身体疼痛者，急当救里；后身体疼痛，清便自调者，急当救表也"。《伤寒论·辨太阳病篇》中云："伤寒，医下之，续得下利清谷不止，身疼痛者，急当救里；后身疼痛，清便自调者，急当救表。救里宜四逆汤，救表宜桂枝汤。"显而易见，这两条在精神实质上没有什么两样。

《金匮要略·黄疸病篇》有"谷疸之为病，寒热不食，食即头眩，心胸不安，久久发黄，为谷疸。茵陈蒿汤主之"的条文。《伤寒论·辨阳明病篇》则有"阳明病，发热汗出者，此为热越，不能发黄也。但头汗出，身无汗，剂颈而还，小便不利，渴引水浆者，此为瘀热在里，身必发黄，茵陈蒿汤主之"和"伤寒七八日，身黄如橘子色，小便不利，腹微满者，茵陈蒿汤主之"等条文，相互比较显然是《伤寒论》详于《金匮要略》。

《伤寒论·辨太阳病篇》中又云："烧针令其汗，针处被寒，核起而赤者，必发奔豚。气从少腹上冲心者，灸其核上各一壮，与桂枝加桂汤，更加桂二两也。"而《金匮要略·奔豚气病篇》则说："师曰：病有奔豚，有吐脓，有惊怖，有火邪，此四部病，皆从惊发得之。师曰：奔豚病，从少腹起，上冲咽喉，发作欲死，复还止，皆从惊恐得之。"从上两条可以看出后条是在《伤寒论》条文基础上发展而来的。而《金匮》的内容比《伤寒论》更丰富而已。

又如，《金匮要略·腹满寒疝宿食病篇》中云："按之心下满痛者，此为实也，当下之，宜大柴胡汤。"《伤寒论·辨太阳病篇》则有"伤寒十余日，热结在里，复往来寒热者，与大柴胡汤。"同样是大柴胡汤证，两个条文可以互相参照，互为补充，并由此可以看出，《金匮》更具体地补充了《伤寒论》的内容。

类似上述情况的条文还很多。从中我们看出，《伤寒论》与《金匮要略》在辨证施治的原则上是一致的，同属一个学术思想体系，只不过是前详后略或前略后详而已。因此我们学习《金匮》时，必须与《伤寒论》结合起来学，互相参照，这样才能有更大收获。

《金匮》的治未病思想

治未病有两种意义，一是防病于未然，一是既病之后防其传变。《金匮》治未病的思想是在《内经》"治未病"的理论指导下发展起来的。

《素问·上古天真论》说："虚邪贼风，避之有时，恬惔虚无，真气从之，精神内守，病安从来。"又说："提挈天地，把握阴阳，呼吸精气，独立守神，肌肉若一。"《内经》非常强调调摄精神形体，增强身体健康，以适应外界环境变化，抗御疾病的发生。

《脏腑经络先后病篇》则强调人要注意养慎，并具体指出了摄生防病的保健方法："不令邪风干忤经络……更能无犯王法，禽兽灾伤，房室勿令竭乏，服食节其冷热苦酸辛甘，不遗形体有衰，病则无由入其腠理。"从内养正气、外避邪气方面提出了一些具体的摄生防病保健的方法。

《金匮》作者认为偶然感受外邪以后，应当及早治疗，并倡导导引、吐纳、针灸、膏摩等治法，以杜绝疾病的进一步发展，使九窍不至于闭塞不通。这些措施不仅仅适用于有病早治，同样也为"防病于未然"，增强人的身体健康，提高防病能力，减少疾病，提供了积极有效的办法。

《难经·七十七难》解释《内经》之"治未病"时说道："所谓治未病者，见肝之病，则知肝当传之与脾，故先实其脾气，无令得受肝之邪，故曰治未病焉。"此言之"治未病"即属治病于未传也。《金匮要略·脏腑经络先后病篇》中，进一步运用五行生克学说来解释如何治未病及其原理，体现了中医的整体观念。

《金匮》的辨证论治法则

祖国医学"辨证论治"的原则，既不是头痛医头的对症疗法，也不是机械地对因下药，而是重视人与外界环境的统一性，把人体作为一个有机的整体来看待，运用四诊八纲的诊断方法，根据不同疾病的不同病理变化和不同发展阶段以及个体差异性，得出全面的证的概念，因人、因地、因时地给予不同的整体治疗。当然，在这种整体疗法中包括了病因疗法和对症疗法。

《金匮》一书所反映出来的治疗原则，大体可归纳成以下几方面。

1. 掌握疾病先后缓急，采取适宜的治疗步骤　这方面可综合为标本病治疗的先后、表里病治疗的先后、新旧病治疗的先后几方面。

表里病治疗的先后：《脏腑经络先后病篇》写道："问曰：病有急当救里救表者，何谓也？师曰：病，医下之，续得下利清谷不止，身体疼痛者，急当救里；后身体疼痛，清便自调者，急当救表也。"这是举例说明表病误治成为坏症，不但身体疼痛的表证未解，又复添下利清谷的正虚里证，此时救里比救表重要，故宜先救里，里得救，正气恢复，再调治表证即可痊愈。

新旧病治疗的先后：《脏腑经络先后病篇》中有云："夫病痼疾，加以卒病，当先治其卒病，后乃治其痼疾也。"仲景之意是对身患旧病复加新病者，一般应先治新病，继治旧病。因为新病较浅易治，旧病根深难除，待新病解除后，再集中精力治疗旧病亦为时不迟。

上面讲的根据疾病先后缓急而采取相宜的治疗步骤，只是一般的大的原则，临床实际情况并不尽然。因为在临床上，经常会遇到标本同治、表里同治及新旧同治的情况。究竟是分治还是同治，要根据具体病情灵活加以运用。

2. 早期诊断，及时治疗，对未病脏腑加以保护，以防止病势扩大。在仲景《金匮》一书中常可见到"不治"、"难治"等字样。如《金匮要略·脏腑经络先后病篇》记有："设微赤非时者死，其目正圆者痉，不治。""吸而微数……虚者不治，在上焦者，其吸促；在下焦者，其吸远，此皆难治，呼吸动摇振振者，不治。"这些条文的主要目的是强调早期诊断、及时治疗的重要性。提醒人们若轻病失治，待病重时就难治了。这与《素问·阴阳应象大论》所说的"邪风之至，疾如风雨，故善治者治皮毛，其次治肌肤，其次治筋脉，其次治六腑，其次治五脏。治五脏者，半死半生也"的精神是一致的。

至于保护未病脏器的预防思想已如前述，此不复缀。

3. 确定病邪的归聚部位，然后用药攻治　医生诊病辨证，不仅要辨别病属阴阳寒热表里虚实，还应进而明确邪气留聚的处所，这样才能有的放矢，使药直达病处，收到事半功倍的效果。如《金匮要略·脏腑经络先后病篇》指出："夫诸病在脏，欲攻之，当随其所得而攻之，如渴者与猪苓汤，余皆仿此。"渴病乃属热邪与体内"水"结而聚，猪苓汤利去多余的水气，则热邪即无所附，因而，热邪就不治而解了。

4. 虚者治其虚，实者治其实，补不足，损有余　《金匮》广泛地以虚实对疾病进行分类和论治。如湿病分为表实证、表虚证、里虚证及表里俱虚证。表实证当治其实，故以麻黄加术汤发汗祛湿；表虚证当治其虚，用桂枝附子汤温经散湿；里虚证当助里阳以行湿，用白术附子汤；表里俱虚当扶正祛邪，表里同治，甘草附子汤治之。又如食已即吐的胃中实热证，当以大黄甘草汤泄热通便；而朝食暮吐，暮食朝吐宿谷不化的胃中虚寒证宜用大半夏汤补虚和中。

5. "祛邪安正"和"扶正祛邪"　治病一方面要消灭邪气，一方面要扶助正气。消灭或削弱邪气，相对地就扶助了正气；而扶助正气，也就加强了消灭邪气的力量。所以，这两者是密切相关的。中医称前种治法为"祛邪安正"，称后种治法为

"扶正祛邪"。《素问·通评虚实论》说："邪气盛则实，精气夺则虚。"实指邪实，虚指正虚，对前者应祛邪以安正，对后者宜扶正以祛邪。

《金匮要略·呕吐哕下利病篇》的"诸呕吐，谷不得下者，小半夏汤主之"，所用的蠲饮止呕法是属于祛邪安正法；而"胃反呕吐者，大半夏汤主之"，则属于扶正祛邪法。又如《金匮要略·痰饮咳嗽病篇》有云："膈间支饮，其人喘满，心下痞坚，面色黧黑，其脉沉紧，得之数十日，医吐下之不愈，木防己汤主之。"此因本症已属正虚邪滞阶段，必须凉温并用，消补兼施。象这种祛邪与扶正结合在一起的治法在祖国医学中是很普遍的，也是祖国医学一个独特的创举。总之，在治疗中要遵守祛邪不忘顾正、扶正为了祛邪之原则。

6. 随证治疗的原则　随证治疗是在辨证论治总的原则指导下的一种重要的具体疗法。它是在总的治疗方针确定后，按着"有是证，用是药"、"随证审因，按证用药"和"随证加减"等法则，结合临床纷繁复杂的情况，因人因地因时，灵活应用的。因而随证治疗和辨证论治是有区别的。

《金匮要略·痰饮咳嗽病篇》中指出，外寒触发内饮的咳逆倚息不得卧，应以小青龙汤散外寒蠲内饮；如外邪虽解，然内饮未消，并症见下焦冲气上逆，法宜先平冲气，投以桂苓五味甘草汤，其后，如冲气已平，但肺饮又动且见咳满者，治宜苓甘五味姜辛汤温肺散寒。继而，假令肺饮消，但中焦水饮上逆，发生呕吐而冒的症状，可用苓甘五味姜辛汤加半夏。如是，可不断地随症加减，直到病症痊愈。由此可见，祖国医学的随症治疗非常灵活，独具特色。

《金匮》的注释本

由于《金匮要略》文词古奥，年代湮远，加之后人抄漏脱误的地方不少，所以流传有多种不同的版本。有些原文意在言外，初学者每每苦于难以通顺解释，因而一些医家多将原文加以注释，使得后世学医的能够领会，从而有了不同的注释本。

《金匮》的注释本大致可分为专注和散注二类。在专注里，比较著名的有明人赵以德的《金匮方论衍义》、卢之颐的《金匮要略论疏》；清人周扬俊的《金匮方论补注》、尤怡的《金匮心典》、徐忠可的《金匮要略论注》、程林的《金匮直解》、李振声的《金匮要略注》、魏荔彤的《金匮要略方论本义》、清廷作为国家审定的《医宗金鉴》、黄元御的《金匮悬解》、沈明宗的《金匮要略编注》、陈念祖的《金匮要略浅注》、唐宗海的《金匮要略浅注补正》等。

除了这些专注以外，如六朝的陶弘景，唐代的孙思邈，金元的李东垣、朱丹溪、罗谦甫，明代的王肯堂、李士材，清代的喻嘉言、张石顽、张锡驹、程云来、柯韵伯、程应旄、王孟英等，都曾在他们自己的著作中引用过《金匮要略》的条文和方剂，并加以注释。这些则是《金匮》专注以外的散注。

以上这些人对《金匮》的注释，都各有所本，各有心得，但其中牵强附会的地方亦不少，这是我们在学习《金匮要略》之前，不得不引起注意的，所以我们在选读《金匮》注释时，要有抉择地看。

在《金匮》的专注中，尤怡的《金匮要略心典》被历代医家认为是《金匮》注释里较有名的一种，虽然卷帙不多，但其注解简明扼要，以少胜多，堪称《金匮》注本中"少而精"的代表作。徐灵胎称其"条理通达，指归明显。辞不必烦而意已尽，语不必深而旨已传。虽此书之奥妙不可穷际，而由此以进，虽入仲景之室无难也"。江阴柳宝诒在《柳选四家医案·评选静香楼医案》中称其"于仲景书尤能钻研故训，独标心得。"这些都是对尤注的实际评价。尤怡在《金匮要略心典·自序》中说："余读仲景书者数矣，心有所得，辄笔诸简端，以为他日考验学问之地，非敢举以注是书也。日月既深，十已得其七八，而未克遂竟其绪，丙午秋日，抱病斋居，勉谢人事，因取《金匮》旧本，重加寻绎，其未经笔记者补之，其记而未尽善者复改之，覃精研思，务求当于古人之心而后已。而其间深文奥义，有通之而无可通者，则阙之；其系传写之误者，则拟正之；其或类后人续入者，则删汰之。断自《脏腑经络》以下，终于《妇人杂病》，凡二十有二篇，鳌为上中下三卷，仍宋林亿之旧也。集既成，颜曰心典，谓以吾心求古人之心而得其典要云尔。"足见其对注释的仔细认真。

《医宗金鉴·订正仲景全书（金匮要略注）》对许多条文有疑问的地方，都能博采旁引地加以说明，提出自己的看法。且以最末一卷篇幅，列为"正误存疑篇"，胪陈文字，说明义理，启发读者悟机。对《金匮》考证订误工作做得比较好的，还有日本丹波元简的《金匮玉函要略辑义》。丹波氏通过小心求证，恰如其分地下结语，所辑注文较精切。因此，《医宗金鉴·订正仲景全书（金匮要略注）》和《金匮玉函要略辑义》在《金匮》注释本中，以考证订误工作见长，均有助于我们研究《金匮》。

陈念祖的《金匮要略浅注》，虽然在初学时较易读懂，然其注释亦有望文生义之处。

未直接冠名"《金匮》注释"的散注，虽然不够完整系统，但却是碎金片玉，应该引起我们足够的重视。如喻嘉言之《医门法律》，即取《金匮》证方要旨，精思冥悟而成。论证论方，悉本《金匮》而有所阐发。在"中寒门"特列出："比类《金匮》论水寒、论胃寒、论胸腹寒痛、论虚寒下利"共三十二则，都能深切地发挥《金匮》奥义，确是一本未名《金匮》的"金匮衍义"。又如徐灵胎的《兰台轨范》，对

《金匮》方的串解要言不烦，虽着墨不多，却有传神之笔。其他论注《金匮》方的，尚有王晋三的《古方选注》，邹润庵的《本经疏证》。

近代《金匮》的注释本，有《金匮要略五十家注》、《金匮要略今释》等，前者以收集古人注说为主，后者根据古人注说再结合一些近代医学之说，在融会中西医学说方面亦有较好的见解，可说是将经典著作的学习推进了一步。但是，后者在中西医学说的结合上，不免有些主观片面和牵强附会，这是美中不足的。然而，这些著作也是应该一读的。

怎样学习《金匮要略》

学习好《金匮要略》，有一般的学习方法问题，还有如何正确对待该书的问题。这里就如何正确对待《金匮要略》，谈谈以下几个问题：对《金匮》文字的正确理解、《金匮》的一些特殊病证、《金匮》方的临床应用。

《金匮要略》系汉代的医学古籍，虽然文字较《内经》浅近，但内容古奥，故后世医家多予注释，对这些注释需要分析地看。

如《脏腑经络先后病篇》第十二条"脉脱"的"脱"字，多数认为是因于卒然突变，致脉乍停歇，是一时性的现象，脉回就可愈，此释切实明白，而丹波元简却解此"脱"字是"脱使简"的脱，是语助词，他引了一大堆汉人文章中用脱字为语助词的辞句作证。这样的注解为多数读者所不取。

又如《腹满寒疝宿食病篇》第十七节"发则白津出"的"白津"一般多认为就是"冷汗"，从临床上见剧痛的病人痛得冷汗直流，所在常有，何至难解？但赵刊本则解"白津"当作"白汗"，白汗就是"魄汗"，"魄"古与"薄"通，薄是逼迫之意，如此千回百转，解白汗为逼使汗出，白字便被解成动词，这样一来，就使文字复杂化了。

又如肺痈有方，肺痿无方，一些人以为有脱简，也有人认为肺痈就原因症状本属单纯，只有早中晚期症的区分，容易分别出方应付，但肺痿的原因则甚为复杂，兼见的症状亦甚繁复，殊难出三、二方以为主治，反致挂一漏万，因此只立原则而不详具体治疗，使人掌握原则辨证论治，更觉灵活而实际。况下文火逆之麦门冬汤亦可触类引用。不止肺痿这样，类似这样的不同注解，读书时必须具体分析取舍。

有些人以为百合、狐惑、阴阳毒三症，古有今无。我们认为百合病是热病后余邪未清所致的疾病，因为这个病除了"口苦、小便赤、脉微数"的证象比较固定不变以外，另外没有固定不变的证象，而"口苦、小便赤、脉微数"则又是热的证象，所以百合病可以认为是热邪余波，在临床上是屡见不鲜的。

对于狐惑病，三十年代有人根据《金匮》条文之描述解说是"性病"，即花柳病，目前则有人认为颇近似现代医学之"口、眼、生殖器综合征"，又名白塞综合征，是一种发病原因尚不明（有病毒学说，过敏反应学说，胶原纤维病学说等）的疾病。本病临床表现主要为口腔损害、虹膜睫状体炎、生殖器部位的溃疡，以及结节性红斑样皮疹和痤疮样皮疹，部分病例可累及大血管、中枢神经系统和胃肠道。除了口腔、前阴、肛门外，迁延日久，可出现眼部症状。《金匮》以甘草泻心汤等方治疗狐惑，亦可能探索出清热解毒渗湿等治则对本病的临床意义。

至于阴阳毒，究竟是什么病，历代注家很多认为是疫毒发斑，也有认为即后世所谓的阴斑、阳斑，原文上虽没有阴毒有斑，但照"面目青"来说，也可能见比较隐没不显的斑块。从治疗方面讲，《金匮》主治阴阳毒的升麻鳖甲汤，实是历代治疗温毒疫疠方法中的至为宝贵的祖方。

　　《金匮》所说的是祖国医学的大经大法，旨在原则启发，举例说明，重点鉴别，不象近世内科那样，将一个病症详细论列，分出类型。而且随着历史的变迁，环境的各异，生活条件的更改，疾病也不是一成不变的，故而对于古代的病名尚须结合目前的临床实际，加以认真分析才对。

抚古瞻今话《金匮》

自张仲景《伤寒论》和《金匮要略》传世以来，祖国医学增添了一份宝贵财富，其蕴藏之丰富，值得我们探索和发掘。

《伤寒论》和《金匮要略》原为一书，即《伤寒杂病论》，二者之不同在于被发现的年代不同，发现后显晦的遭遇不同，因之在学术上被重视的程度、疏注的众寡，差殊甚著。《伤寒论》传世后，有加例的、阐注的、补亡的、订误的、删定的，还有为之证方合论或分论的，有以证类方的，有以经分证的，编注之多，比"百家注杜"迨有过之。而《金匮要略》编次后即默无所闻，由晋至明，对其疏注者寥寥无几。同是张仲景的著作，同经王叔和编次，但二者于世的境况，竟好象孪生兄弟之肥瘠太甚。我们从三十年代江苏吴考槃氏所辑的《伤寒论百家注》及《金匮要略五十家注》中可以看出，在疏注《金匮》与《伤寒论》的人数上，固不能比拟，在版本刊行传世方面，《金匮》亦瞠乎其后。

我们从文献中查得，在宋代王洙发现《金匮》以前，仅有唐代孙思邈、王焘把《金匮》中的有关方论采入《千金要方》及《外台秘要》中，《脉经》、《肘后方》及《三因方》亦个别地有所引述，但其中提张仲景者多，提《金匮》者少。书不题名，遑论注释。再从宋·王洙时代迄明万历戊戌年约五百多年中，将《金匮》方论传布于当时医籍中的，有宋之朱肱、陈无择，金元之刘守真、李东垣、张洁古、王海藏、朱丹溪，其中丹溪对《金匮》方，推崇备至，但他们仅仅钦敬《金匮》为载道之书而已，却多没有奋笔为之注疏。王海藏在《此事难知》云："余读医书几十载矣，所仰慕者，仲景一书为尤，然读之未易通达其趣，欲得一师指之，遍国中无能知者。"他所谓"仲景书"，后文特加以点明说："《金匮玉函要略》、《伤寒论》，皆张仲景祖神农、法伊尹，体箕子而作也。"由此可知古人对注《金匮》是有所思而未尝做的。这里当然包括古人立言之审慎，但也有其它因素。徐镕曾说："元末及我国朝（指明代）初，医家方分伤寒、杂病为二家，只因聊摄（成无己）七十八岁撰成《明理论》，八十岁时注完《伤寒论》，未暇注《金匮论》"（见《金匮要略方论序》）可以想见，《金匮要略》之注家特少，究其原因是多方面的，第一是《金匮》之书行世较晚；第二是注者有所等待；第三是人之年寿有限。所以，从晋至明几百年间《金匮》注家寥寥无几。

时至清代，训诂之学遍文坛，流风所及，医书亦被其泽，除了注疏《内经》、《难经》、《伤寒论》以外，注《金匮》者亦大有其人，卓然成家者，已略举于拙作《金匮要略浅释·前言》（见《浙江中医学院学报》一九七八年第一期）。清代医学家不仅注释了《金匮》，还多在自己的著作中进一步发挥了《金匮》的学术思想。如喻嘉言《医门法律》六卷中各引述《金匮》方论，其于中寒门特列比类《金匮》论水寒、论胃寒、论胸腹寒痛、论虚寒下利共三十二则，都能深切著明地发挥《金匮》奥义。徐洄溪对《金匮》更为推崇，《兰台轨范》例言中特笔提出："《金匮》诸方……神妙渊微，不可思议，分载于各证之下，学者当精思熟识，以为准的。"他在所引用的《金匮》各方后，多有精切发挥，点明方义，启示学者以用方之法。例如他在《兰台轨范·风门》防己地黄汤方后指出："此方他药量轻而生地独重，乃治血中之风也。此等法最宜细玩。"又于同书瘀历节门乌头汤方后指出："其煎法精妙可师，风寒入骨节非此不能通达阳气。"总之，《兰台轨范》对《金匮》方之点睛手法是很独特的。说明徐洄溪对《金匮》的研究较深，造诣较高。他在《慎疾刍言·宗传》中指出："《金匮》为一切杂病之祖方，其诸大证，已无不备，能通其理，天下无难治之病矣。"清代医家对《金匮》有些精研实践，虽无《金匮》专注，亦见一斑之可珍。此外，王晋三《古方选注》中将所选《金匮》方，分别归列于内、妇、外、伤各科，对每个方的证治、理法、药效及煎服法，都作了精切的阐发，为当时《金匮》注家魏荔彤所称颂和重视。徐洄溪、王晋三、魏荔彤、徐彬、尤怡、沈明宗都是清代对《金匮》研究的荦荦大家，不愧为清代注《金匮》的负弩前趋者，从而带动陈修园辈之《浅注》。我们研索《金匮》，实以清代注家为基石。

新中国成立以后，《伤寒论》和《金匮要略》这两部书，虽已同列为古典医籍，同设为中医学院的必修课，但由于《金匮》本身在历史上韬光匿彩几百年，已成为中医古典医著疏注研究方面"后天失调"的一个弱者。如何使其转赢弱为茁壮，与《伤寒论》并为世重，这是我们中医学术界的责任和义务。

《金匮要略》方数超过《伤寒论》方一倍以上，为治疗一切杂病之祖方，号称"群方之祖"，很值得发掘、研究。发掘的方法，我认为：首先应从原文理论上探求，对每一脉、证、方、治，都不轻易放过；其次，要从临床应用上总结经验。在这些方面，近几十年来，中医学者们已付出了辛勤劳动，成绩斐然，前期有恽铁樵、曹颖甫、陆渊雷、余无言、黄树曾等；新中国成立后有更多的从事《金匮》的研究，对《金匮》注释研究之书遍及国内；在临床应用方面，各地医药杂志所报道的《金匮》方治验，何止千百，如果把它们搜集起来，足以汇编成册。

瞻望未来，一定会有更多学者对《金匮要略》重视起来，进行研索。在研索过程中，一定会产生"入之愈深，其见愈奇"的感受。

《伤寒论》的"博涉知病、多诊识脉、屡用达药"

南齐褚澄《褚氏遗书·辨书》中说:"师友良医,因言而识变,观省旧典,假筌以求鱼。博涉知病,多诊识脉,屡用达药,则何愧于古人!"这几句话用于仲景《伤寒论》,可称贴切。兹略予条理,求正于同道。

博涉知病

"知病"的前提在于博涉,博涉才能"见病知源"。一般说来,《伤寒论》是辨证论治的典范,《伤寒论》六经是辨证施治与辨病施治相结合的楷模。事实确是如此,全部《伤寒论》条文,有多数条文是教人辨证和知病的,论中的三阳病、三阴病及其合病、并病,都昭示我们要辨识病证,辨识病因病机和病位,辨识病情的传变。这些,就是知病的实际。

一、辨识病证

辨识病证的大要,在于知六经病,知合病,并病,知伤寒、中风、湿病、温病和风湿病,这一切,都是通过辨证以定病的。许叔微所摘出的"七十二证",都是张仲景辨识病证之有名有实的。这一系列病和证,部分是继承《内经》、《难经》加以阐述的,部分是仲景根据临床经验把它们总结起来的。仲景著书,虽然"撰用《素问》、《九卷》、《八十一难》",但《伤寒论》中的六经见证,不囿于《素问·热论》。仲景辨识病证巨细毕现,小而至于辨燥屎可下的旁参证,也细致入微地从有关病情上多方推究。这类条文,在《伤寒论》中不下十条之多。

二、辨识病因病机和病位

"见病知源"，是知病的重要一环，这就是识病因。在《伤寒论》中，我们经常读到的有：

"病常自汗出者"之因于"卫气不共荣气谐和"；"发汗后，恶寒者"之因于"虚"，"不恶寒，但热者"之因于"实"；茵陈蒿汤证、麻黄连轺赤小豆汤证之因于"瘀热在里"；甘草附子汤证之因于"风湿相搏"。"结胸"之因于"下之太早"及表未解医反下之；以及"病者手足厥冷……小腹满，按之痛者"之因于"冷结在膀胱关元"。

这些审证求因的条文，在《伤寒论》中所占比例不少。条文有的明指，有的暗示，但仔细研索则各具妙谛。

关于病位的辨识，仲景知之审，析之细，六经、脏腑、气血、营卫，一以贯之。伤寒六经的病位是有一定界畔的。柯琴曾说："仲景之六经，是分六区，地面所该者广。虽以脉为经络，而不专在经络立说。凡风寒湿热，内伤外感，自表及里，有寒有热，或虚或实，无乎不包。"（《柯氏伤寒论翼笺正·六经正义》）石芾南阐发得更明白，他说："表里以六经分，明邪所从入之门，经行之径，病之所由起由传也。上下以三焦分，以有形之痰、食、水饮、渣滓、瘀血，为邪所搏结，病之所由成也。"（《医源·论张仲景伤寒论》）这对病位更有明确发挥。其实，《伤寒论》中早就提出了"胸中"、"心中"、"小腹"、"少腹"等病位，界畔分明，作为辨证论治的依据之一。

三、辨识病的传变

周学海在《读医随笔·读伤寒论杂记》中有云："伤寒传经，有此经之邪延及彼经者，有前经之邪移及后经者；合病、并病，皆邪气实至其经也。更有邪在此经而兼见彼经之证者，邪在阳经而兼见阴经之证者。"这段阐述将张仲景引而不发之意，简明扼要地给予揭示，颇足参考。据仲景所述，伤寒之传与不传，主要与正气之强弱、病邪之重轻及是否药误有关。《伤寒论》中涉及传经问题较明显的条文有：

1."伤寒一日，太阳受之。脉若静者，为不传。颇欲吐，若躁烦，脉数急者，为传也。"（4条）

2."太阳病三日，发汗不解，蒸蒸发热者，属胃也。"（250条）

3."伤寒脉弦细，头痛发热者，属少阳。少阳不可发汗，发汗则谵语。此属胃，胃和则愈，胃不和，烦而悸。"（266条）

4."伤寒，心下有水气，咳而微喘，发热不渴。服汤已，渴者，此寒去欲解也。"（41条）

5."太阳病……如其不下者，不恶寒而渴者，此转属阳明也。"（246条）

6."……服柴胡汤已，渴者，属阳明……"（99条）

7."本太阳病，医反下之，因尔腹满时痛者，属太阴也。"（279条）

不仅如是，仲景的"知病"，除了包括辨识病证，病因病机和病的传变以外，还兼及患者的病史及其新病和久病。可见，仲景不仅博涉知病，而且对疾病体察入微。

多诊识脉

《伤寒论》从篇目到条文，对脉的重视仅次于病，且其位置在证与治之上，如"辨某某病脉证并治"诸篇名，就是明显例证。在条文中，脉证并列的，几乎占全书三分之一。成无己注本卷一还列有"辨脉法"、"平脉法"各一篇，后人虽谓此二篇是王叔和增益，其实晋代去汉未远，叔和的诊法，必多仲景遗意，何况"辨脉法"、"平脉法"篇内容精神，与《伤寒论》全书所述脉证基本相符。许叔微曾撰《仲景三十六种脉法图》，书虽未见，但从其所著《伤寒百证歌》、《伤寒发微论》来看，此书可能是一部辑录《伤寒论》、《金匮要略》论脉的专书。由此可知仲景对脉诊与脉法是有丰富的理论根据和实践体验的。

《内经》言三部九候，《伤寒论》则仅言三部，不提九候。所谓"三部"，即人迎、寸口、趺阳，较《内经》直截了当，而三部中又着重诊寸口与趺阳。诊寸口为《伤寒论》平脉辨证之关键，贯串于全部《伤寒论》，随处可见；诊趺阳在仲景《伤寒论·序》中作为一项要求提出，论中"脾约证"也提到诊趺阳脉。许叔微《伤寒脉证总歌》中有"趺阳胃脉定死生"之句，并说："仲景言趺阳脉者凡十有一。"可见仲景诊法确是临床经验的结晶。

仲景脉法主旨，在于"辨脉法"、"平脉法"两篇，叔和的整理符合仲景之意，有功于仲景，成无己《注解伤寒论》首列此两篇，亦能传仲景诊法之真，综《伤寒论》脉诊之要，可为研究仲景脉法的主要参考资料。其中如：

"凡脉大、浮、数、动、滑，此名阳也；脉沉、涩、弱、弦、微，此名阴也。凡阴病见阳脉者，生；阳病见阴脉者，死。"

"寸口脉浮为在表，沉为在里，数为在府，迟为在藏。"

"寸口，关上，尺中三处，大小、浮沉、迟数同等，虽有寒热不解者，此脉阴阳为和平，虽剧当愈。"

"表有病者，脉当浮大……里有病者，脉当沉细。"

"寸脉下不至关，为阳绝；尺脉上不至关，为阴绝。此皆不治，决死也。"

这些所谓叔和增益的"辨脉法"、"平脉法"中某些内容，为我们所常见的，与《伤寒论》六经病的平脉辨证条文基本相符，其他不缕述。

平脉以辨证，贯串于全部《伤寒论》中，直接关系辨证论治。仲景论脉，重在浮、沉、迟、数，而浮、数、动、大、滑、沉、迟、涩、弱、弦、微则以类相从。浮与数为阳脉，大、滑、动亦为阳，沉与迟为阴脉，涩、弱、弦、微亦为阴。《伤寒论》对这些脉的辨识，是在《素问》、《难经》的基础上加以临证实践总结出来的。王冰赞《素问》各篇谓"稽其言有征，验之事不忒"，我们对仲景的平脉辨证亦有同感。特别在微弱脉与洪大脉间，别阴阳病机，从结代脉审因施治，这为《伤寒论》所独到，是《素问》、《难经》中所没有的。

在平脉辨证论治方面，仲景于太阳病用桂麻者，因其脉之浮缓、浮紧，而紧与缓皆阴脉，所以治以辛温；于太阳病用姜附者，以其脉之微弱、沉微，微与弱亦阴脉，因而治以辛热；于阳明病用膏、黄（大黄）者，以其脉之浮大、浮长，长与大皆阳脉，所以治用辛凉、苦寒；于三阴病之阴证用姜附者，以其脉之沉细；于三阴病之阳证仍用膏、黄（大黄）者，以其脉之浮滑。其中病同脉异治异和病异脉同治同之分，关键在于辨证，识脉更是关键中的关键。

屡用达药

达，通也，通事理也。"达药"，意思是通晓药的性味功效。方之取效，一半在于辨证精确，一半在于熟悉药性，结合辨证遣方用药。若仅能辨病证而用药不当，非但不效，且多贻害。正确地遣方用药，无疑是治病取效的重要一环。

《伤寒论》方，配伍谨严而灵活，一味药不只在一类方中使用，在另一类方中通过配伍也可入选，甚至补药可用于泻剂，寒药可用于温剂，加减应用，尤见微妙。以六经病大方的加减为例：如治太阳中风用桂枝汤；见项背强者则用桂枝加葛根汤；喘者，则用桂枝加厚朴杏子汤；太阳病下后脉促胸满者，桂枝去芍药汤；微恶寒者，桂枝去芍药加附子汤。此外，如小柴胡汤、小青龙汤、真武汤、通脉四逆汤等方，都各有其绝妙的加减应用。然而这仅仅是药物的加减，另有桂枝麻黄各半汤、桂枝二越婢一汤等合方。然而仲景"达药"的精义，还不止此，下面试将桂枝、人参、黄连在《伤寒论》、《金匮要略》中的应用略作探索。

1. 桂枝：仲景于桂枝之用，可以说是"致广大而臻精微"，运用出神入化，药量亦变动不居。就其药用而言，邹润安《本经疏证》将仲景用桂枝法度，约为六端：一曰和营（实际是和营卫），举桂枝汤、桂枝麻黄各半汤等43方；二曰通阳，举桂枝甘草汤、桂枝甘草龙骨牡蛎汤等8方；三曰利水，举苓桂草枣汤、五苓散等11方；四曰下气，举桂枝生姜枳实汤、桃仁承气汤等12方；五曰行瘀，举桂枝茯苓丸、鳖甲煎丸等4方；六曰补中，举小建中汤、黄连汤等5方。仲景用桂枝于补中"属义精妙，而功广博"，桂枝所治之虚，非参术芪草所补之虚，而是土为木困，因气弱而血滞、因血滞而气愈弱者之虚，这就把仲景对桂枝的妙用，发掘无遗。至于用量，从一、二、三分到一至六两，轻重之差，为它方所未见，各具至理。

2. 人参：仲景之用人参，不仅得参之性，实能扬其长而尽其用。人参功用第一在于补，仲景用之以补的，补脾如理中丸，补肺胃如竹叶石膏汤，补肝如乌梅丸、吴茱萸汤，补心复脉如炙甘草汤，各有各的取用。人参第二个功能在于和。一般都认为小柴胡汤为少阳和解之剂，实际上，柴芩专解邪，用参乃是和解而调停之。胸痹诸方不用参，而胁下逆抢心则用参；而且小柴胡汤的加减法中，遇干呕、渴、胁下痞鞕均不去参。从这些可以悟得仲景对人参的用法。

然而仲景用参之妙，尚不止此。一般痞满忌参，但以参佐旋覆、姜、夏，则参可用于散虚痞；腹胀忌参，但以参佐厚朴、姜、夏，则参可用于除胀；参能实表止汗，有表证者忌之，若汗出后烦渴不解，于甘寒剂中则赏用它；参能羁邪留饮，咳嗽证忌之，若肺虚而津已伤，于散邪蠲饮剂中也赏用它。象这样对人参运用自如的，只有在仲景书中才能看到学到。

3. 黄连：日人吉益东洞《药征》总结仲景用黄连方的主治为"心中烦悸，旁治心下痞，吐下，腹中痛。"并谓"泻心汤证之'心气不足'应据《千金方》作'心气不定'，不定者，烦悸之谓。"此说更能阐明黄连的主治，与仲景方义吻合，足征东洞翁的善读仲景书，能识仲景用药之妙。仲景用黄连于心、胃、肝、肠等部位的病证，如黄连阿胶汤治心；五个泻心汤、黄连汤、干姜黄芩黄连人参汤治胃；乌梅丸治肝；白头翁汤、葛根黄芩黄连汤治肠。其配伍之法，或配以阿胶鸡子黄之濡，或配以大黄、芍药之泄，或配以半夏、栝蒌实之宣，或配以干姜、附子之温，或配以人参、甘草之补，因证制宜，所以能收苦燥之益，而无苦燥之弊。"屡用达药"，于仲景方中最能体验，于此可见一斑。

张仲景《伤寒论》之成为医学巨著，诚如褚澄所谓是仲景"知病"、"识脉"、"达药"之故；其所以能"知病"、"识脉"、"达药"，功归于"博涉"、"多诊"和"屡用"。一孔之见，是否得当，请指正。

临床心得篇

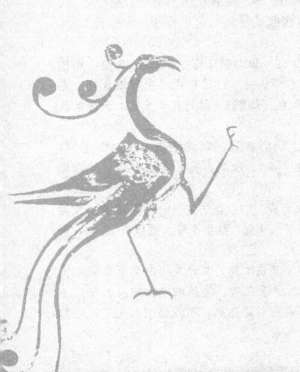

急症医案两则

中医诊治急重症有着悠久的历史。从中医古籍《千金方》、《外台秘要》、《中藏经》等来看，不但有对内、妇、儿、外各科一般疾病的治法方药，而且也有对急病、意外损伤的急救处理方法。下面择录个人治疗急症病案两则，也可见中医治疗急重症之一斑。

病例一　肋骨骨折高热

唐某某，男，成人。

初诊　1971 年 8 月 23 日。胸部外伤、肋骨骨折已 5 天，身热咽干，胸中窒闷，腹胀能转矢气而未得便，舌红苔根厚。以清热祛瘀通络为治。

连翘 12 克　玄参 9 克　焦山栀 9 克　炒银花 12 克　川柏 6 克　川石斛 9 克　炒赤芍 9 克　红花 6 克　当归须 6 克　卷心竹叶 6 克　鲜生地 30 克（捣煎）　炒丹皮 4.5 克　天麦冬各 9 克　　二剂

二诊　8 月 27 日。药后热退，胃纳渐进，易出汗恶风，大便每日一次，有隐血（+），寐尚欠安，舌质红绛。续以养阴健复为治。

川石斛 12 克　黄芪 6 克　炒银花 9 克　仙鹤草 15 克　党参 9 克　北沙参 12 克　焦枣仁 9 克　红枣 5 枚　稽豆衣 12 克　天花粉 9 克　天麦冬各 9 克　　三剂

按：本例患者因翻车压伤右胸，X 光片示肋骨第二肋以下 7 根肋骨骨折，伴血胸及少量气胸，身热咽干，胸闷腹胀。主要是外伤后血去阴伤，部分留瘀化热，阴液伤则腑气不通，积热愈炽，胸腹部胀闷愈甚。处方用银、翘、栀、柏、竹叶以清热，红花、赤芍、丹皮以祛瘀，生地、麦冬、玄参以增液通便，归须通络，石斛生津，其中生地、丹皮更能清解瘀热。全方寓通于补，有清有滋，所以两剂而便通热退。二方以清养为主，养心液（用如麦冬、党参、枣仁、穞豆衣、红枣）是本症善后方的出发点。

病例二　蕈中毒

张某某，男，16 岁。

初诊　1971 年 8 月 31 日。误食野蘑菇中毒后，吐泻交作，口臭便秽，一昼夜泻达十数次。急宜解毒为先：

姜半夏 9 克　姜竹茹 12 克　陈皮 6 克　生甘草 9 克　绿豆衣 30 克　藿香 6 克　玉枢丹 3 克（研细分二次温开水送服）　三剂

二诊　9 月 3 日。药服三剂后，呕吐已停，口臭已瘥，泻下亦好转（今晨起一次），且已成形，乘胜递进，原意再续：

姜竹茹 12 克　枳实 6 克　橘白 9 克　姜半夏 9 克　茯苓 12 克　白术 9 克　盐橄榄 1 颗　甘草 6 克　玉枢丹 1.5 克（研吞）　五剂

按：此例病人因误食野鲜蘑菇中毒，吐泻剧，虽误食之毒物有排出，然毒物不尽除则呕必不止。治疗主要以量较大的玉枢丹辟秽解毒，绿豆更助解毒之力，辅二陈、藿香和胃气。药进三剂，即见大效；再以解毒扶脾和胃收功。复诊方中盐橄榄为某地治疗急慢性肠炎的民间土方，结合用之，既去秽浊，亦消除肠胃炎症。药进八剂病愈，体力渐复。此急症病例的见效，关键在于第一方的药证相投。

略述多寐症的论治

多寐症在临床上往往与其他症状同时出现，亦有其他症状不显著，而嗜睡思寐特出者。论及多寐的病理，《灵枢》多从"卫气久留于阴而不行"立说，后世医家认为多寐属于湿盛、脾困、胆实者较为多见，而虚弱或虚中挟实的亦不少。兹就临床常见的各种多寐证，分述如下。

1. 湿盛多寐：常见于雨湿较久之时，或江南梅雨湿盛之季。证见嗜睡倦怠，胸闷身重，胃纳不开，舌苔白腻，脉缓。治以祛湿为主。处方以平胃散加减，湿重者加佩兰、薏苡仁、豆卷，有痰的，可酌加半夏、南星。

2. 脾困多寐：常于食后困倦欲睡，为脾胃虚弱运化迟缓所致，并见心神昏浊，不能自主，舌苔脉象一般多属正常。治以醒脾为主。处方以六君子汤加砂仁、神曲、谷芽、麦芽等。若心神昏冒特显著，可酌加石菖蒲，以清心神。

3. 胆实多寐：主证为多寐口苦，为少阳经热所致。治疗上，对单纯的口苦多寐，可用生枣仁30克，研末，每次服3～6克；若兼见头晕、目眩、胸胁闷胀、便秘、小便赤涩等症，则宜清肝胆实火，可用当归龙荟丸、龙胆泻肝汤加减。

4. 气虚多寐：气弱多寐，往往见精神疲惫，四肢懈懒，嗜眠，亦常见于长夏之时，因中气虚弱，并伤于暑，脉象多缓。治宜消暑益气。处方以人参益气汤或清暑益气汤加减。若此症见于秋令，兼有轻度恶寒、胃纳不开者，则不仅脾胃气虚，肺气亦弱，故阳气不伸。治宜升阳益胃汤加减。

5. 病后多寐：一般有两种情况。

（1）余邪未清多寐：时病以后，余邪未清，正气未复，证见身热而好眠。治以清余邪，益正气为主。处方可宗沈氏葳蕤汤加减。

（2）阳气衰弱多寐：往往见于高年患者病后，证见精神倦怠，嗜寐，食少，易汗，畏寒肢冷，脉弱。治以温阳益气为主。处方宜理中汤或补中益气汤加减。

病后多寐，除了上述两种情况属于病态的多寐外，热病、时病愈后，在正常情况下，津液逐渐恢复，亦有睡眠较多的情况出现，这种寐眠是酣恬的睡眠，当其睡觉以后，精神舒畅，精神清爽，应与病态的多寐有所区分。

以上所论，均为临床上常见的以嗜卧为主的多寐证治。至于其他病症伴有的多寐，则应另当别论。

治咳血宜顺气

咳血由肺而来，常因肺阴素虚，热伤肺络，血随咳出。然而，引起血热的原因，既有阴虚内热，也有痰壅气阻郁而化热，两者相兼，使热势更剧，因而肺阴更伤，于是痰血陆续随咳而出（不咳而咯出者谓之咯血）。既然阴虚血热气逆呛咳是咳血的主要原因，那么，治咳血之法，就应在养阴凉血止血的同时，降气化痰，痰去则气顺，气顺火亦降，而咳（咯）血可止。

病例一

陈某，男，31 岁。

初诊 1965 年 2 月 22 日。支气管扩张手术后已三年，咳呛频作，咳痰带血，胸闷气急，咽喉干痛，腰背酸楚，易感疲乏，纳谷一般，脉弦细，苔薄白。治拟益肾清肺而利痰嗽为主。

玄参 4.5 克 川贝母 6 克 茜根炭 6 克 浮海石 12 克 北沙参 9 克 仙鹤草 12 克 六味地黄丸 12 克（包煎） 五剂

复诊 3 月 5 日。上方连服十剂，精神好转，咳嗽减少，痰中之血已除，咽痛气急亦好转，腰痛较前为瘥，但进油腻食易致腹泻，舌红苔薄，脉弦细。宜从肺肾论治，化痰降逆，兼扶脾土。

天麦冬各 9 克 旋覆花（包）9 克 川贝母 6 克 海浮石 9 克 代赭石 9 克 法半夏 6 克 北沙参 9 克 陈皮 4.5 克 土炒白术 9 克 七味都气丸 12 克（包煎） 五剂

按： 本例支气管扩张手术后已三年，痰中带血，病根非浅，辨证可知已属肺病及肾。施治以肺肾两调为主，采用金水同治，再以旋覆花、代赭石等化痰浊而平冲逆。服药五剂，逆气渐平，痰中之血即除。近期疗效较佳。

病例二

马某某，男，30岁。

初诊　1965年1月5日。肺结核，经常咳嗽、咳痰，痰中带血，久而不已。以润肺凉血，化痰顺气为治。

旋覆花（包）9克　代赭石9克　白茅根12克　海浮石12克　浙贝母9克　藕节12克　茜根炭6克　仙鹤草12克　蛤粉炒阿胶9克　粉丹皮4.5克　生谷芽15克　　五剂

按：本例为肺结核咳血，肺阴久虚，痰热郁阻，肺失清肃，损伤肺络而致。其证虽无病例一那样明显的咳呛气急，但治法仍应配合降气化痰，方在养阴凉血止血的同时，兼用旋覆花、代赭石，使气平血和，痰血即止。方药对证，见效亦快。据患者来信说："第一次见净痰"。从病人喜悦的心情看，足见疗效之满意。

病例三

胡某某，男，62岁。

初诊　1976年7月17日。咳血，消瘦，日晡潮热，纳滞，干咳连声，无痰，惟气促，血沉持续较高，苔白，脉细数，以益脾肺为主。

旋覆花（包）9克　仙鹤草15克　北沙参9克　炒白术12克　糯稻根15克　扁豆衣9克　怀山药12克　生甘草3克　蒿梗6克　新会皮4.5克　平地木12克　红枣9克　炒谷麦芽各12克　　五剂

二诊　7月24日。七月十七日方进五剂后，血止，咳缓，效方宜续，以补益脾肾为治。

旋覆花（包）9克 仙鹤草15克 野百合6克 炒白术12克 糯稻根15克 北沙参9克 怀山药12克 蒿梗6克 扁豆衣9克 新会皮6克 平地木12克 生甘草3克 炒谷麦芽各15克 红枣15克 七剂

三诊 7月31日。服药后诸症悉解，以益脾理肺善其后。

旋覆花（包）9克 野百合9克 地黄9克 炒白术12克 糯稻根15克 北沙参9克 怀山药12克 蒿梗6克 扁豆衣9克 平地木12克 生甘草4.5克 红枣15克 佛手花3克 炒谷麦芽各15克 七剂

按：本例咳血与咳嗽、潮热同见，施治采取脾肺同治，着重在补益脾胃，资其化源，补土以生金。但各诊仍用旋覆花以降逆气，其用意则与例一、例二相同。方中止血药仅仙鹤草一味，五剂而血止咳缓，三诊时诸症已解，可见治咳血同时治气，颇为重要。

（卢良威整理）

胃腑以通为用

有关脾胃的理论，李东垣言之最详。但历代医家，常多脾胃合论。直到清代叶桂（天士）始有不同于前人的独特看法。叶氏认为脾胃皆属土，而脾为太阴湿土，胃为阳明燥土；脾气升则健，胃气降则和；脾喜刚燥，胃喜柔润。

以脏腑而论，脾为脏，胃为腑。叶氏强调了五脏以守为补，六腑以通为补。这是对前人的实践经验即"六腑者，传化物而不藏"、"六腑以通为用"的发展，它大大充实和提高了李东垣有关脾胃的理论，指导我在实际工作中解决了很多问题。兹举本人一个治验于下以资说明。

某，男，40岁，职工。就诊于1962年12月。

患者有十二指肠溃疡及关节炎病史。失眠，多梦，心悸，偏头痛，耳鸣，为时已久。常服用解痛片及巴比妥类镇痛安眠药，但至今诸症时发作。胸腹胀闷，间或作痛，午后为甚。睡眠之中常有鼻阻塞而呼吸不利之感。目瞀花，咽干。最感痛苦者，为大便不正常已久，坚实为多，溏泻较少，每日1~2次或2~3日一次。口臭，时有泛酸，小便次频且滴沥不尽，时感疲倦软乏。舌苔微黄而厚，尤其于舌根部，脉细劲。要求冬令进补。以上各症看似颇复杂，然其突出者为大便不调，脾胃病为其病本，而胃症又显于脾症。由见脾阳不亏而胃有燥火，则肺胃津伤，以致胸腹痛胀、不寐、便坚、溲沥诸症都作。古代医家认为九窍不和皆胃病。《素问·通评虚实论》说："头痛耳鸣，九窍不利，肠胃之所生也。"这可以从患者病症中得到证明。故治法以降胃为主，据胃腑以通为补的主旨立法。采用甘凉濡润之品，俾使胃津得以来复，可达通而不痛，润而不坚之目的。

处方如下：

太子参60克　麦冬90克　北沙参90克　杏仁（去皮尖）90克　白芍60克　金石斛90克　玉竹60克　茯神120克　火麻仁60克　焦六曲60克　泽泻60克　白扁豆60克　知母60克　乌玄参90克　北秫米120克　川贝母15克　生甘草30克　生地黄120克　红枣90克　阿胶60克　龟板胶60克

以白蜜一斤，冰糖半斤收膏。每天三次，每次20克。

患者服用上膏以后，大便十分舒畅，已能每日一次，头痛、失眠等症均减轻或消失，在较短的时间内诸症得解，甚为高兴。

从本案例中可以看出脾胃病是本案的主要症结，调理了脾胃其余各症在一定程度上直接或间接地得到了轻减。脾胃之病，虚实寒热，宜燥宜润，首宜详辨。而升降二字，尤须注意。因为脾气下陷或不升固病，而胃气上逆或不降亦病。本例着重在降胃，避免了刚燥苦降下夺等品，而采用了甘凉濡润的通剂，体现了"胃腑以通为补"，故获效较显。

脾胃病的诊治必须分清，特别是临床上常见的呕吐、肿胀、泄泻、便闭、不食、胃痛、腹痛，都与脾或胃相关。误以脾病为胃病，或误以胃病为脾病，均足以影响病的治效和归转。

失音症论治

失音是指音哑不能出声的病症，古代医籍多列于"瘖"病之中。《内经》提到："邪入于阴则瘖"，又说："厥气走喉而不能言"。一般说，失音大多与肺有关系，病位主要在咽喉，即所谓：肺为音所自出，而通咽喉。失音一症，首先要辨虚实，然后才能准确地辨证论治。失音在临床上是常见病。其病因病机，概要地说，凡热毒侵袭、火热上蒸、气血痰浊瘀阻、脏腑虚损等，都能出现此证，而外伤及先天异常亦可引起失音。失音可见于现代医学多种疾病，如急性喉炎、慢性喉炎、感冒、咽炎、声带疾患、喉结核、神经官能症、肿瘤等。

失音一证，有虚实之分。凡外邪、内热、气血痰浊瘀阻所致者，多属实证；而脏腑虚损，特别是肺肾两脏虚损所致者，多为虚证。就实证论治，宜去实邪。例如，外寒内热的常用消风散之类；痰热客肺或痰湿壅滞兼有喘息出现，常用导痰汤之类；火邪遏闭于肺的，则常用麦门冬汤、清咽宁肺汤之类等。就虚证论治，宜补肺金。例如，阴虚劳嗽失音，多用百合固金汤；失音久而咽干，用清润之法无效的，则用生脉散、噙化童真丸之类；久咳失音的，常用参蛤散；而久病气虚失音的，则用生脉散、都气丸之类；肾虚内夺所致的喑痱，则多用地黄饮子等；另如大声持久的讲话、呼叫而致的声嘶失音，则多用养金汤、补肺阿胶汤等补益肺气。

上面列举，只是习用治常见失音的方剂，并不包括所有的失音证及方治在内。

叶天士治失音首重分清虚实，现举二例：

案一：秋凉燥气咳嗽，初病皮毛凛凛，冬月失音，至夏未愈，而纳食颇安，想屡经暴冷暴煖之伤，未必是二气之馁。仿"金实无声"议治。麻黄、杏仁、石膏、甘草、射干、苡仁。

案二：劳损，气喘失音，全属下元无力，真气不得上注，纷纷清热治肺，致食减便溏，改投热药，又是劫液，宜乎喉痛神疲矣。用补足三阴方法。熟地、五味、炒山药、芡实、茯苓、建莲肉。（《清代名医医案精华》）

按：案一是实证所致的失音。初受六淫燥气，复经外邪冬冷夏煖之伤，邪实不去，失音不能得瘥，故以麻杏石甘汤加味以开痹。案二是虚证所致的失音。由于劳损，下元无力，真气不得上注，误用清热药、温热药而损脾劫液，所以气喘、失音、喉痛、神疲都不解。看来肺、脾、肾三者均有所不足，因而用益肾、健脾、敛肺的药治。

作者在临床实践中，对外感初期的失音注重宣透，对外感后期则注意到润肺，而对由于言语过多引起的失音则又着眼于培补肺气。现举例如下：

黄某某，男，50岁，干部。

初诊　1974年6月某日。由于连续讲话，引起失音，言不成声，难能听到，已一月有余，曾服开宣之剂不应。今以补养肺金为法。

生甘草9克　杏仁9克　藏青果9克　炒牛蒡6克　玄参9克　射干4.5克　净蝉衣6克　阿胶9克　桔梗4.5克　马兜铃4.5克　糯米一盅　　七剂

二诊　6月17日。药后讲话已能发低声。

北沙参9克　桔梗4.5克　天冬12克　生甘草9克　射干4.5克　杏仁9克　马兜铃6克　藏青果9克　玄参9克　炒牛蒡子6克　阿胶9克　糯米一盅　　七剂而愈

按：此例既非外感所致失音，亦非久病成喑，而是连续大声讲话，"多言伤气"，并耗伤肺阴所致，故不用开宣之药，以补肺阿胶汤加清咽开音之品，服七剂后能发低声，继服七剂而愈。

　　如前所说，失音为常见病症，辨证是不困难的。古代医生的经验是以暴喑、久喑来分其虚实。然而，虚证失音中也往往挟有实邪；实证失音中也常常包含本身的阴虚、气虚。在论治上就要斟酌考虑这一点。至于一般风、寒、痰、火所致的偶尔失音，即使不加治疗，亦能自愈。